RUEDIGER DAHLKE

VEGAN FÜR EINSTEIGER

In 4 Wochen zu einem gesunden, nachhaltigen Leben

MITARBEIT: DOROTHEA NEUMAYR

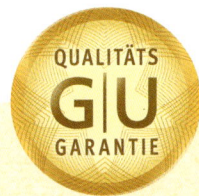

DIE GU-QUALITÄTSGARANTIE

Wir möchten Ihnen mit den Informationen und Anregungen in diesem Buch das Leben erleichtern und Sie inspirieren, Neues auszuprobieren. Bei jedem unserer Produkte achten wir auf Aktualität und stellen höchste Ansprüche an Inhalt, Optik und Ausstattung.
Alle Informationen werden von unseren Autoren und unserer Fachredaktion sorgfältig ausgewählt und mehrfach geprüft. Deshalb bieten wir Ihnen eine 100 %ige Qualitätsgarantie.

Darauf können Sie sich verlassen:
Wir legen Wert darauf, dass unsere Gesundheits- und Lebenshilfebücher ganzheitlichen Rat geben.
Wir garantieren, dass:
- alle Übungen und Anleitungen in der Praxis geprüft und
- unsere Autoren echte Experten mit langjähriger Erfahrung sind.

Wir möchten für Sie immer besser werden:
Sollten wir mit diesem Buch Ihre Erwartungen nicht erfüllen, lassen Sie es uns bitte wissen! Nehmen Sie einfach Kontakt zu unserem Leserservice auf. Sie erhalten von uns kostenlos einen Ratgeber zum gleichen oder ähnlichen Thema. Die Kontaktdaten unseres Leserservice finden Sie am Ende dieses Buches.

GRÄFE UND UNZER VERLAG. *Der erste Ratgeberverlag – seit 1722.*

KGS

THEORIE

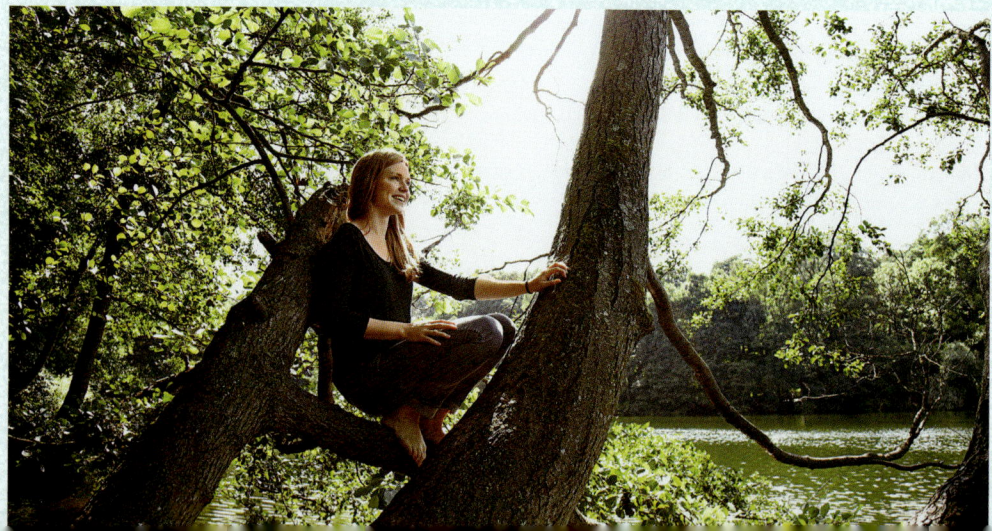

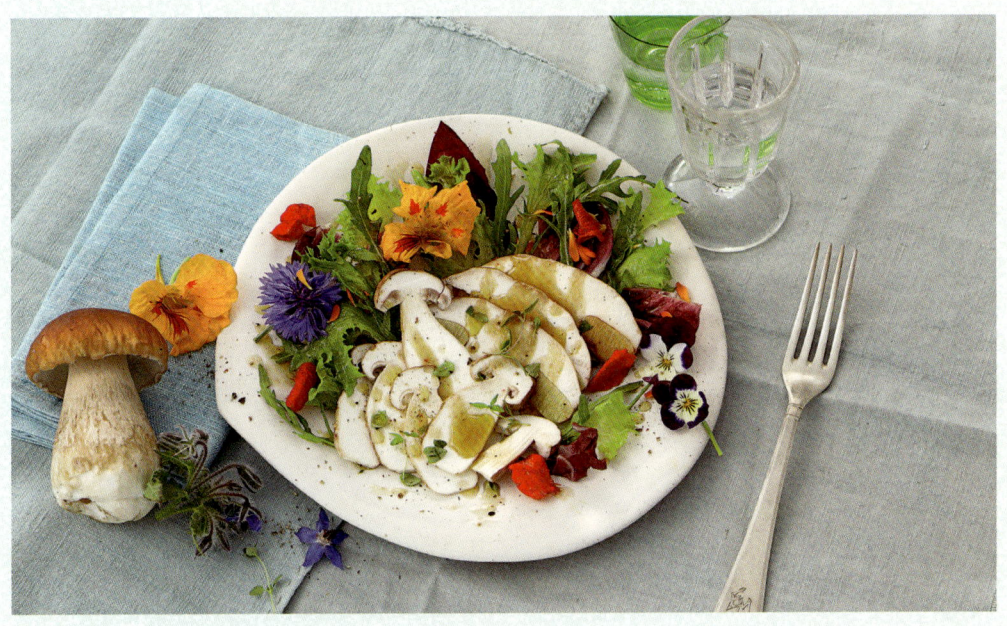

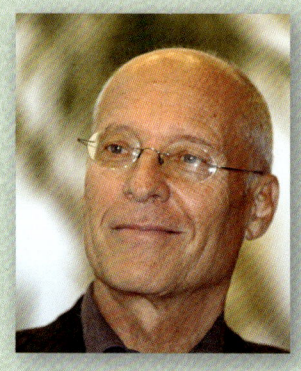

DR. MED. RUEDIGER DAHLKE

ist Arzt und Psychotherapeut. Er begründete eine ganzheitliche Psychosomatik.

»Nichts ist so stark, wie eine Idee, deren Zeit gekommen ist.«

VICTOR HUGO

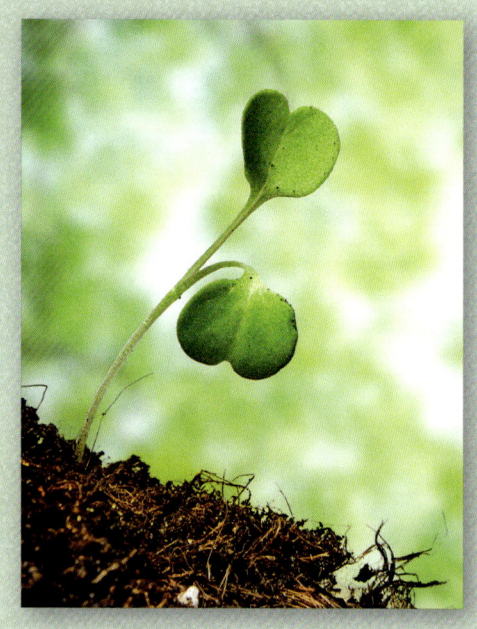

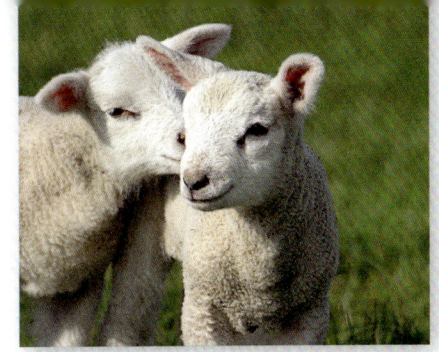

EIN WORT ZUVOR

Zu keiner Zeit hatten wir eine bessere Chance, so viel für unsere Gesundheit und persönliche Entwicklung, aber auch die unserer Mitmenschen, der Tiere und unserer Umwelt zu tun. Und es ist so einfach: Dieses vegane Einsteigerprogramm verrät, wie Ihnen all das gelingen kann, während Sie geschmack- und genussvoll essen können.

GESUND, LEBENSBEJAHEND, GENUSSREICH: VEGAN MACHT AN

Die Liste der Krankheiten, die sich durch vegane Ernährung bessern, ist lang und beginnt mit den beiden häufigsten Todesursachen: Herz- und Krebserkrankungen. Aber auch unsere geistig-seelische Entwicklung kann durch sie in wundervoller Weise vorankommen, weil wir sensibler und offener werden. Wer aufhört, die Angst mitzuessen, die aufgrund der Lebens- und Todesumstände im Fleisch der Tiere steckt, blüht bereits auf. Weitere anmachende Punkte: Wir duften angenehmer, während gleichzeitig die Ausstrahlung wächst. Und wir bewirken noch so viel Gutes nebenbei. Keine ökologisch vergleichbare Maßnahme ist auf so vielen verschiedenen Ebenen wirksam, nichts hilft besser gegen den Hunger auf der Welt. Insofern verdient die hier vorgestellte vegane Ernährung wirklich den Titel Peace Food – Essen für den Frieden, den eigenen, den mit seiner Umgebung und sogar den Weltfrieden.

Alles Gute,

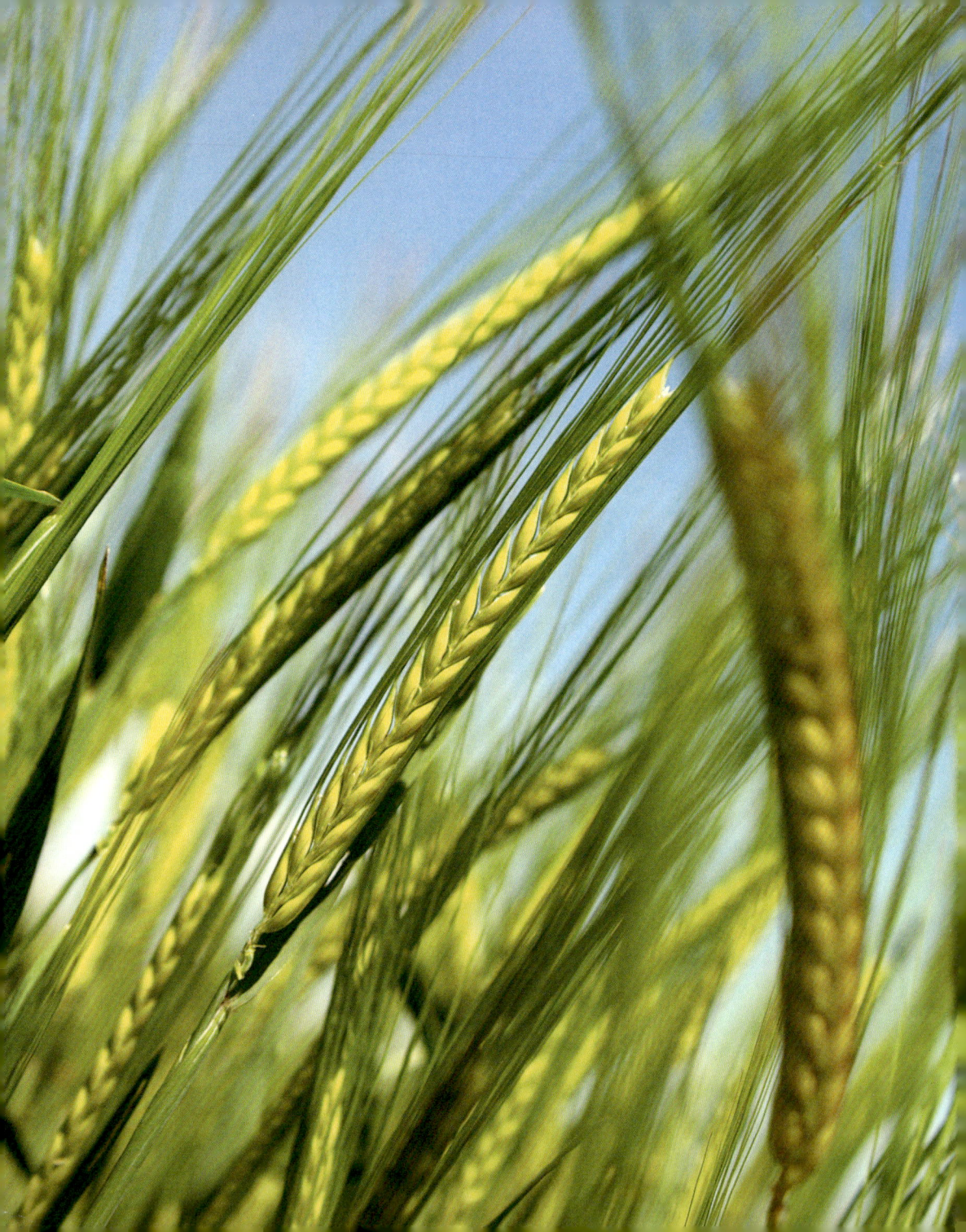

VEGAN: ESSEN OHNE TIERPRODUKTE

ES IST LEICHTER UND NOCH VIEL BESSER, ALS SIE DENKEN: DER UMSTIEG AUF VEGANES ESSEN BESCHERT IHNEN NICHT NUR EIN GESÜNDERES UND LÄNGERES LEBEN, SONDERN AUCH EIN BESSERES LEBENSGEFÜHL. ÜBERZEUGEN SIE SICH SELBST!

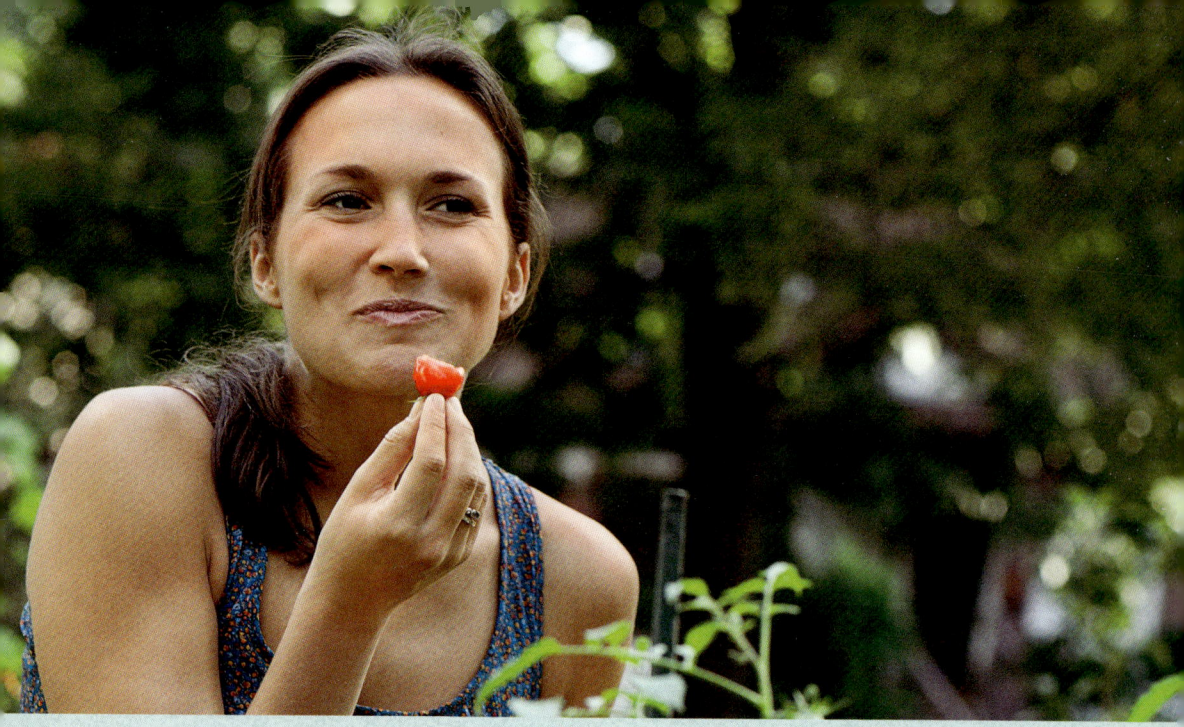

VOM ALLESESSER ZUM VEGANER

Vegane Ernährung ist in aller Munde – und doch scheuen sich noch viele Menschen, diesen vielversprechenden Trend einmal auszuprobieren. Manche befürchten, es sei ungesund, auf tierische Produkte zu verzichten, und sie würden an Nährstoffmangel leiden. Andere können sich nicht vorstellen, dauerhaft ohne den Geschmack von saftigem Fleisch, Geflügel, Fisch, Eiern oder Milchprodukten zu leben. Oder sie fürchten

erhebliche Umstände, sobald sie auf vegane Ernährung umsteigen. Andererseits reizt es viele Allesesser, doch wenigstens auszuprobieren, was an der Ernährung ohne tierische Produkte dran ist. Schließlich geht es ja nicht nur um eine gesündere, vollkommen ausgewogene Ernährungsweise, sondern auch um das Bedürfnis, angesichts des Welthungers, gequälter Tiere und einer belasteten Umwelt Verantwortung zu übernehmen.

Vegan auf Probe

Es gibt keinen Grund, dass Sie sich von Anfang an festlegen. Aber es gibt viele gute Gründe, das vegane Leben einmal zu testen. Deshalb eignet sich dieses Programm bestens für eine vegane Probezeit. Denn einen Monat lang keine Tierprodukte zu essen, ist keine Hexerei – doch schon dieser relativ kurze Weg in einen neuen, besseren Lebensstil stellt eine beachtliche, überaus wohltuende Kur für Körper, Geist und Seele dar, wie Sie sehen und erleben werden.

Ihr Vier-Wochen-Test

Sie finden auf den folgenden Seiten jede Menge guter Argumente, sich (wenigstens) vier Wochen lang auf ein Essen ohne tierische Produkte einzulassen. Lassen Sie sich mit diesem Einsteigerprogramm dort abholen, wo Sie es sich jetzt gerade am Tisch bequem gemacht haben. Denn durch eine vollwertige Kost ohne Fleisch, Fisch, Eier und Milchprodukte und mit frischen Früchten, Getreideprodukten, Gemüse, Kräutern und gesunden Fetten gewinnen Sie:

- mehr Gesundheit (etwa verbesserte Blutfette, einen ausbalancierten Stoffwechsel, stärkere Immunfunktionen)
- mehr Energie
- mehr Vitalität
- mehr Lebenszeit
- verbesserte Gehirnleistungen
- eine intensivere Ausstrahlung

INFO

PROMINENTE VORBILDER

Ex-US-Präsident Bill Clinton vertraute jahrzehntelang nur der Schulmedizin und war Allesesser. Erst nach mehreren Bypass-Operationen wechselte er zum veganen Lebensstil, um – wie er sagte – seine Enkel noch zu erleben. Er hatte eine Studie des Chirurgen Caldwell Esselstyn gesehen, in der durch Röntgen-Bilder gezeigt wurde, wie sich verschlossene Herzkranzgefäße wieder geöffnet hatten – und zwar bei jenen Patienten, die tierisches Eiweiß ganz wegließen. Die Schauspielerin Natalie Portman, bekannt durch ihre Rollen in »Léon – der Profi«, »Star Wars« und »Black Swan«, lebt ebenfalls seit Jahren vegan, ihr berühmter Kollege Richard Gere sogar schon seit mehreren Jahrzehnten.

- einen angenehmeren Körpergeruch
- Ihr Wohlfühlgewicht
- ein gutes Gewissen hinsichtlich unserer Umwelt, der Tierwelt und unseres Planeten, weil Sie aktiv etwas dafür tun
- ... und Sie bringen Ihr wahres Wesen zur Entfaltung und Blüte

Doch das Allerbeste an diesem 4-Wochen-Programm ist das Essen! Die Rezepte ab

Seite 58 sind so lecker und ausgewogen, dass sie allein schon Grund genug sind, um sich vegan zu ernähren. Sie sind auf eine heute übliche Mischkost abgestimmt, die sich optisch und geschmacklich kaum von Ihren bisherigen Mahlzeiten unterscheidet, nur dass sie eben aus rein(en) pflanzlichen Lebensmitteln bestehen. Das ist möglich, da es inzwischen längst – und beispielsweise in der taiwanesischen Küche schon seit Jahrhunderten – für alle tierischen Produkte geschmacklich ansprechenden und ungleich gesünderen Ersatz gibt, der deshalb in Wirklichkeit so viel mehr als nur Ersatz ist.

Und machen Sie sich bitte keine Gedanken über befürchtete Folgeerscheinungen wie einen Eisen- oder Vitamin-B_{12}-Mangel. Wer nur einmal einen Mondzyklus lang, also 28 Tage, vegan essen will, kann seine B_{12}-Vorräte gar nicht aufzehren.

Pflanzlich und vollwertig

Vegane Ernährung ist in jedem Fall viel gesünder als die übliche fleischlastige Mischkost, weil sie keine tierischen Proteine und Fette enthält. Aber vegan allein ist noch nicht zwingend gesund. Weißmehl und

INFO

PEACE FOOD: EINE LEBENSEINSTELLUNG

Weil das Leben als Veganer so viel mehr bedeutet als einen Verzicht auf tierische Nahrungsmittel, verwende ich gern den Begriff »Peace Food«. Das ersetzt alle bisherigen Lebensmittel durch vollwertig pflanzliche, die in ihren Wirkungen wissenschaftlich durch viele Studien belegt sind. Strenge Veganer verzichten grundsätzlich auch auf andere tierische Produkte, also zum Beispiel auf Honig und Leder als Stoff für Kleidung oder Schuhe. Andererseits gibt es gegen verantwortlich gewonnenen Honig keine wissenschaftlichen Einwände. Und wenn Sie Ihre Leder-

schuhe lieber auftragen als beerdigen, ist das mit Peace Food ebenso vereinbar. Peace Food verlangt also keinerlei Ideologie oder Verzicht, wohl aber eine vollwertige Qualität der Lebensmittel. Der einfachste Weg zu Peace Food ist diese 28-Tage-Reise in ein neues Lebensgefühl, um anschließend vielleicht eine neue, längerfristige Entscheidung zu treffen. Aber schon das Auslassen einer einzigen Fleischmahlzeit pro Woche hat etwas von Peace Food. Wenn Sie mehr dazu erfahren möchten, finden Sie Buchempfehlungen auf Seite 122.

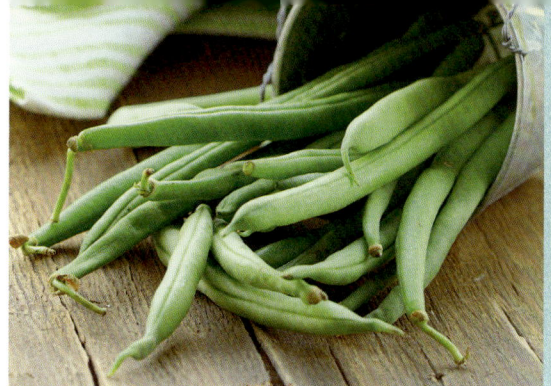

Viele Gemüsearten lassen sich auch einfach im eigenen Garten oder auf dem Balkon ziehen.

Industriezucker, dazu reichlich Wodka – das ist (als Beispiel) zwar vegan, aber keineswegs gesund. Das wird eine Ernährungsweise erst durch Vollwertigkeit, die heutzutage mehr denn je notwendig ist.

Schließlich entwickeln sich Allesesser-bedingte Beschwerden, zu denen Herz- und Kreislauferkrankungen, Krebs und Typ-2-Diabetes gehören, zu wahren Volksseuchen. Die Tiere, denen Fleisch, Eier und Milch unter entsetzlichen Bedingungen abgetrotzt werden, die Umwelt und das Klima, die dadurch schweren Schaden nehmen, sie alle werden entlastet durch unseren Umstieg auf vollwertige Nahrung. Diese besteht aus einfachen und ursprünglichen, dabei aber variantenreichen Produkten, die frisch und unbehandelt sind, also vor allem Früchte, Gemüse und Getreidepflanzen.

Aber sind vollwertige Produkte nicht vor allem teuer? Nein, im Gegenteil, »Normalkost« im Sinne von hochverarbeitetem Industriefutter und Fertignahrungsmitteln (Convenience Food) ist das mit Abstand teuerste Essen. Denn es kostet am Ende das Leben, und zwar deutlich vor der Zeit. Schlimmer noch, es ruiniert schon lange vorher die Lebensqualität.

Unser biologisches Programm

Vollwertnahrung ist dagegen im wahrsten Sinne des Wortes kostbar und sollte uns so teuer und so wertvoll sein wie unser Leben – nicht mehr und nicht weniger.

Wieso ist das so? Einfach, weil wir ursprünglich darauf programmiert sind, uns vollwertig zu ernähren. Unser Organismus wurde im Lauf der Evolution darauf getrimmt, zu essen, bis er satt ist. Das ist aber erst der Fall, wenn er alles hat, was er braucht. Solange noch irgendein Nährstoff fehlt, wird der Hunger kaum nachlassen oder rasch zurückkommen. Wer also Nahrung zu sich nimmt, der Wichtiges wie Ballaststoffe, Fette, Eiweiß, Mineralien, Spurenelemente, Vitamine, Antioxidanzien fehlen, wird nach dem Essen rasch wieder Hunger bekommen, weil der Organismus hofft, doch noch etwas von dem zu bekommen, was er so dringend braucht. So kann man ohne Weiteres 10 000 Kilokalorien pro Tag verzehren, ohne wirklich satt zu werden. Insofern macht nährstoffarmes Industriefutter nie richtig satt, sondern fördert Übergewicht. Vollwertkost andererseits sättigt gut und kann dabei helfen, zum Idealgewicht (zurück-)zu finden (siehe auch Seite 11 f.).

Wie Essen krank macht

Industriell hergestellte und behandelte Esswaren schaden also der Gesundheit – übrigens leider häufig auch Pflanzenkost aus konventionellem Anbau. Denn dieses Gemüse und Obst enthält oft eine Fülle von Rückständen von sogenannten Pflanzenschutzmitteln. Diese Gifte bleiben auf und in den »essbaren« Pflanzen und bringen uns nicht gleich, aber doch auf lange Sicht um. Was so robuste Biester wie Schädlingsinsekten tötet, ist naheliegenderweise auch für

uns ungesund. Hinzu kommen beim Industriefutter noch eine Fülle von Farb- und Konservierungsstoffen sowie Auffrischungsmitteln und Weichmachern wie auch solchen Substanzen, welche die Reinigung der Maschinen in der Backindustrie erleichtern sollen. Diese Produkte sind für uns Menschen gefährlich, weil sie zu Mangelerscheinungen und Gewebeveränderungen führen.

Auf Vollwertkost programmiert

Der Urmensch hat von Anbeginn an immer nur Vollwertnahrung bekommen, einfach weil es gar nichts anderes gab. Wir sind perfekt angepasst an diese Ernährungsweise. Denn die Evolution braucht lange, um den Organismus an Veränderungen in der Nahrungswelt anzupassen. An die Verarbeitung von Kuhmilch, die wir »erst« seit ca. 12 000 Jahren kennen, hat sich beispielsweise bisher nur die Hälfte der Menschen gewöhnt. Sie können im Gegensatz zur anderen Hälfte das dazu notwendige Ferment Laktase produzieren. Tatsächlich sind 12 000 Jahre gemessen an den Jahrmillionen der Evolution eine kurze Zeitspanne.

Verarbeitete Lebensmittel gibt es jedoch erst seit wenigen Jahrzehnten. Sie schaden uns nachvollziehbar individuell und kollektiv. Insofern sind vollwertige Bio-Lebensmittel aus kontrolliert ökologischem Anbau, ohne Fungizide, Pestizide und chemische Zusatzstoffe unverzichtbar für eine konsequente gesunde Ernährung.

Tierische Produkte: ungesund!

Doch nicht nur Industriefutter schadet uns und der Welt, in der wir leben, nachhaltig. Tierische – tote – Nahrung bringt uns ebenso rasch und elend zu Tode, weil sie chronische Krankheiten im Gefolge hat. Auch wenn wir noch nicht genau wissen, auf welchem biochemischen Weg Tierprotein uns schädigt, können große Studien wie unter anderem die »China-Study« (siehe Anhang) es eindeutig belegen. So führt der Verzehr tierischer Produkte unter anderem zu vermehrten Herz-Kreislauf-Erkrankungen, Brustkrebs, Dickdarm- oder Prostatakrebs. Auch Autoimmunerkrankungen und Allergien, Übergewicht und Fettsucht sind eine Folge von Fleisch- und Fettmast.

Fleischmast macht krank

Das hängt zum einen mit dem ungünstigen Fettsäuremuster von Fleisch zusammen, vor allem aber mit der Qualhaltung. Denn Tiere, die nicht frei laufen und sich nicht wesensgerecht ernähren dürfen, entwickeln höchst ungesunde Fettsäuren. Und: Wer Fleisch isst, erhält zudem eine ordentliche unerwünschte Dosis Stresshormone. Weil die Tiere vorher mit ansehen mussten, wie ein Dutzend Artgenossen vor ihnen getötet wurden, gelangen diese Botenstoffe ins Blut der Tiere und damit ins Fleisch. Da die Stress- und Angsthormone bei allen Säuge-

MEIN PERSÖNLICHER TIPP

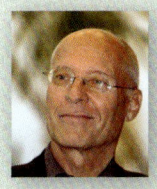

ESSEN, DAS GUTTUT
Es ist nicht nur für den Körper, sondern auch für die Seele wichtig, dass wir nur das zu uns nehmen, was wir von Anfang bis Ende ohne Widerwillen selbst verarbeiten können. Nur eine so beschaffene Nahrung kann uns guttun. Zudem finden wir in der Beschränkung auf pflanzliche Kost wieder eine Chance, um uns mit unserem Seinsgrund zu verwurzeln.

tieren gleich sind und Menschen biologisch zu dieser Gruppe gehören, essen sie als Endverbraucher diese Stoffe direkt mit – auch wenn Sie sich für Bio-Fleisch entscheiden. Denn auch Bio-Schweine und -Rinder werden meist stressreich in Großschlachthöfen getötet. Zudem gilt: Auch in Bio-Qualität bleibt Fleisch immer Fleisch – also tote Materie –, wie auch Eier immer Eier und Milch immer Milch bleiben und damit tierisches Eiweiß mit all seinen Potentialen zur Gesundheitsschädigung.

GIFT IN FISCHEN

Was für Fleisch gilt, wird bei Fischen nicht besser. Zwar finden sich in ihnen nicht die-

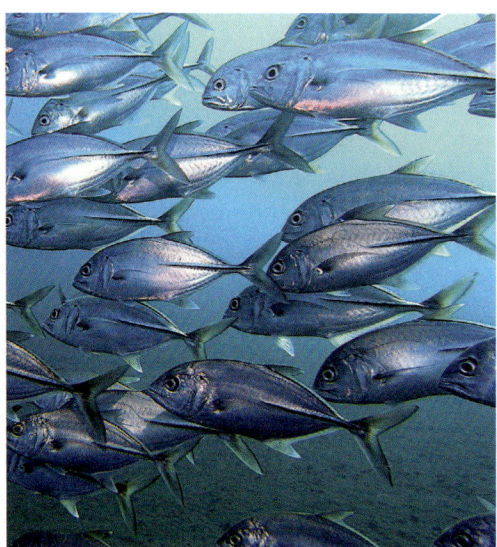
Für hohe Fischfangquoten nimmt man das Aussterben unzähliger Arten in Kauf.

selben Nervenbotenstoffe und Hormone wie in Säugetieren. Aber dafür ist die Anhäufung von Umweltgiften in ihnen noch wesentlich stärker, weil sie – als Raubfische – am Ende der Nahrungskette stehen.

Bei Kindern, die viel Fisch essen, lassen sich heute schon Entwicklungsdefizite im Gehirn nachweisen, wohl aufgrund der hohen Schadstoffbelastung der Tiere – vor allem mit hochgiftigem Quecksilber.

Auch Milch(-produkte) schaden

Inzwischen gibt es auch an die 80 Studien, die die Nachteile von Milch(-produkten) eindrucksvoll nachweisen. Der selbst vegan lebende Arzt und Herausgeber von Pro-Vegan, Dr. Ernst Walter Henrich, hat sie zusammengetragen und die gesundheitlichen Nachteile durch Milchkonsum eindrucksvoll belegt. Ohne Milchprodukte gäbe es demnach keinen Diabetes 1, der Milchprodukte-konsum macht ihn dagegen zu einer Art Volkskrankheit. So zeigt ein Vergleich der Länder Japan, wo pro Person 40 Liter im Jahr verbraucht werden, und Finnland, wo pro Person fast 240 Liter im Jahr konsumiert werden, eine überaus deutliche Diskrepanz beim Auftreten von Diabetes-1-Erkrankungen bei Kindern: In Finnland erkranken pro Jahr 100 000 Kinder 2, in Japan sind es 30. Ähnlich verhält es sich bei der Osteoporose (Knochenschwund), die durch den Verzehr von Milch(-produkten) nach Aussagen der Industrie und ihrer Fürsprecher eigentlich verhindert werden soll. Tatsächlich aber verschlechtert das über die Milch zugeführte tierische Eiweiß den Zustand der Knochen, da der Körper so übersäuert. Um dies auszugleichen, bedient sich der Organismus an den Knochen, genauer gesagt am Kalzium. Die Folge: Die Knochen werden brüchig. Dem mit dem Kalzium aus der Milch gegenzusteuern, ähnelt einem Teufelskreis, da der Effekt der Kalziummobilisierung aus den Knochen aufgrund von Übersäuerung offenbar nicht ausgeglichen werden kann. Nicht zuletzt stecken in der Milch noch mehr ungesunde Substanzen. Denn selbst in der Bio-Landwirtschaft werden Milchkühe mit Antibiotika behandelt, da der Einsatz von Melkrobotern Entzündungen fördert. Die Rückstände der Medikamente nimmt der Verbraucher mit Milch, Quark und Käse auf. Das kann im schlimmsten Fall zu Antibiotika-Resistenzen führen: Im Fall einer schweren Erkrankung können lebensgefährliche Keime dann durch das Medikament nicht mehr abgetötet werden.

Aktive Gesundheitsvorsorge

Mit dem Umstieg auf vegane Ernährung führen Sie ein Gesundheitsprogramm in Ihr Leben ein, das leicht umsetzbar ist und keinerlei Spezialistentum oder aufwendige Maßnahmen erfordert. Körper, Geist und Seele profitieren von der vollwertigen, lebendigen Pflanzenkost. Zudem nehmen Sie aktiv und positiv Einfluss auf das Gros der gefährlichsten und am weitesten verbreiteten Krankheitsbilder unserer Zeit, wie Herz- und Gefäßkrankheiten, Übergewicht, Fettsucht, Typ-2-Diabetes, Krebs, Autoimmun- und Alterskrankheiten wie Morbus Alzheimer oder Demenz. Nutzen Sie die einmalige Chance, mit wenig Aufwand so viel für sich zu erreichen.

In gut drei Jahrzehnten ärztlicher Arbeit fand ich – außer der Krankheitsbilder-Deutung – keine zweite solche Gelegenheit. Setzen Sie diese 28-Tage-Kur für Körper und Seele ein. Ihre Wirkung kann durch keine andere Therapie überboten werden.

Nahrung als Betriebsstoff

Tatsächlich kann eine bewusste pflanzliche Vollwert-Ernährung nach der Idee von Peace Food Ihren Lebensstil umfassend beeinflussen. Denn es ist keineswegs gleichgültig für den Betrieb Ihres Körpers, welche Energiequellen Sie dafür anzapfen. Das lässt sich durchaus mit dem Betrieb eines Autos vergleichen, bei dem das falsche Benzin oder zu wenig Öl den Wagen nachhaltig schädigen kann, so dass dieser nicht mehr funktionsfähig ist.

Jedoch: Nahrung, die im Rahmen friedlicher und durch und durch lebendiger Prozesse entsteht, die im Idealfall auf intakten Böden in einer heilen Natur wächst und von dem Leben zugewandten Menschen angebaut wird, hat ein anderes Potential als Fleisch, das von gequälten Tieren stammt, sowie andere tierische Produkte, die den Körper nachhaltig schwächen, übersäuern und auf Dauer (schwer) krank machen.

Eine gute Alternative: vegan leben

Es ist wundervoll, wie viele Kranke ich nach einer Umstellung auf vegane Kost schon habe gesunden sehen und wie ich miterleben durfte, wie sie sich zu blühenden freien Menschen entwickelten. Ganz abgesehen von denen, die Zuflucht zu dieser Ernährungsform nehmen, nachdem andere Therapien scheiterten, und die nun endlich Heilung erleben konnten.

Die Studienlage zu veganer Ernährung ist so eindeutig, dass sie einem eigentlich keinen anderen Ausweg lässt, als konsequent vegan zu leben – sofern wir die Wissenschaft wirklich ernst nehmen wollen.

Wissenschaftliche Belege

Was mit der wegweisenden »China-Study« von T. Colin Campbell und Thomas M. Campbell sowie den Arbeiten des Chirurgen Caldwell Esselstyn (siehe auch Seite 9 und 23) begann, findet heute in einer Fülle von wissenschaftlichen Arbeiten Ausdruck. Der Einfluss der Ernährung auf die Gesundheit ist immens und eine rein pflanzliche Kost einer Mischkost klar überlegen.

Schon vor 20 Jahren konnte der deutsche Ernährungswissenschaftler Prof. Claus Leitzmann an der Universität Gießen belegen, wie viel länger Vegetarier leben und wie viel seltener sie an Krebs erkranken. Auch das Krebsforschungszentrum in Heidelberg konnte schon vor vielen Jahren nachweisen, um wie viel weniger Vegetarier an gefährlichen Tumoren erkrankten. Inzwischen kamen ungezählte Studien hinzu, die diese Ergebnisse bestätigen, wohingegen es – meines Wissens – keine Studie gibt, die einen günstigen Einfluss von Fleisch auf die Gesundheit bestätigen könnte. Wir sind also keineswegs auf Seuchen wie Hühnergrippe oder BSE, schadstoffbelastete Fische oder das Wissen um die grausamen Haltungsbedingungen von Nutztieren angewiesen, um uns von einer Ernährungsform mit Tierprodukten zu lösen. Ohne Fleisch, Geflügel, Fisch, Eier und Milch lebt es sich nicht nur entspannter und gesünder, sondern auch die Nachrichten werden erträglicher.

Fleisch und Welthunger

Für nicht wenige Menschen ist das Leid der sogenannten Nutztiere ein wichtiger Grund, um sich für einen veganen Lebensstil zu entscheiden. Alles spricht dafür, die Massentierhaltung zu beenden, die heute noch mit viel Geld subventioniert wird. Allein in den Industrieländern verbrauchen die Menschen pro Kopf und Jahr 80 kg Fleisch, in China sind es mittlerweile 52 kg. Die Fleischproduktion hat sich laut Sonderbericht der Vereinten Nationen seit 1970 verdreifacht auf 300 Millionen Tonnen (2010). Gleichzeitig hat sich die Weltbevölkerung nur etwas mehr als verdoppelt. Das Problem: Die Fleischproduktion bedarf riesiger Flächen und enormer Wasservorräte. Von den weltweit ca. 5 Milliarden Hektar landwirtschaftlich genutzten Flächen werden fast 80 Prozent von der Viehwirtschaft beansprucht. Dabei stellen tierische Lebensmittel im Schnitt nur 17 Prozent der weltweiten Ernährung. So verstärkt der Fleischkonsum in der westlichen Welt den Hunger in den Entwicklungsländern, da so nicht genügend Getreide für die menschliche Ernährung produziert werden kann.

Die Tierqual beenden

Zwar wird allgemein angenommen, dass zumindest eine Tierhaltung nach ökologischen Kriterien ethisch vertretbar sei, das trifft aber nur sehr bedingt zu. Denn auch die Tiere aus ökologisch wirtschaftenden Betrieben werden nicht zu Tode gestreichelt, sondern landen meist ebenso in Großschlachthöfen wie ihre konventionell gehaltenen Verwandten. Dort warten sie auf ihren Tod und schütten dabei ihr Repertoire an Angst-, Panik- und Stresshormonen aus, die ihr Gewebe fluten und das Fleisch ebenso verseuchen wie das von industriell gehaltenen Nutztieren. Wobei Letztere natürlich noch eine Unmenge weiterer Schadstoffe ansammeln, die über ihr Futter, Medikamente und ein (viel zu kurzes) Leben unter Dauerstress in ihre Körper gelangen.

Das Leid der Schweine

Denn auch die fünfmonatige Qual, der 60 Millionen Schweine, die in Deutschland pro Jahr verspeist werden (ca. 39 kg pro Kopf), hinterlässt ihre Spuren. Sie stammen zu 98 Prozent aus Massenhaltung. Diese hochsensiblen, intelligenten Tiere besitzen ein Sensorium, das unser menschliches weit in den Schatten stellt. Sie sind bespielweise dazu in der Lage, den Edelpilz Trüffel tief unter der Erde zu erschnüffeln und brauchen viel Platz zum Herumstromern und Laufen. Werden diese an sich reinlichen Tiere, die in der Natur immer einen Mindestabstand von sechs Metern zwischen Kotplatz und Schlafnest einhalten, außerdem gezwungen, fünf Monate in engen Ställen in ihren eigenen Exkrementen dahinzuvegetieren, werden viele von ihnen wahnsinnig. Die Ferkel werden schon nach drei Wochen von ihren Müttern entfernt, kleine Eber ohne Betäubung kastriert, damit ihr Fleisch einen möglichen Beigeschmack verliert.

Die übrigen Tiere verfallen in Apathie, völlige Passivität und Lethargie, sie sterben sozusagen innerlich schon zu Lebzeiten – allerdings unter Qualen, denn Leben möchte man dies eigentlich nicht nennen. Die Schwingungen dieser unsäglichen Bedingungen ihres Daseins, der nicht wesensgerechten Ernährung und der Todesangst vor dem Schlachten, nimmt jeder zu sich, der solch ein Fleisch zur Mahlzeit wählt. Viele Menschen, die immer wieder solches Quäl-Fleisch essen, wirken tatsächlich auf eigenartige Weise gedämpft.

Der Not ein Ende machen

Auch den Rindern geht es mehr als schlecht. In Zuchtbetrieben werden sie zunächst als reine Milch- oder Fleischhochleistungsproduzenten gezüchtet, die kaum noch etwas mit den alten Rinderrassen gemein haben. Auch ihr Leben ist kurz und traurig. Sie bekommen nur selten freie Weideflächenzu Gesicht und leben in nicht wesensgerechten Hightech-Ställen. Das führt zu Verhaltensstörungen und Krankheiten.

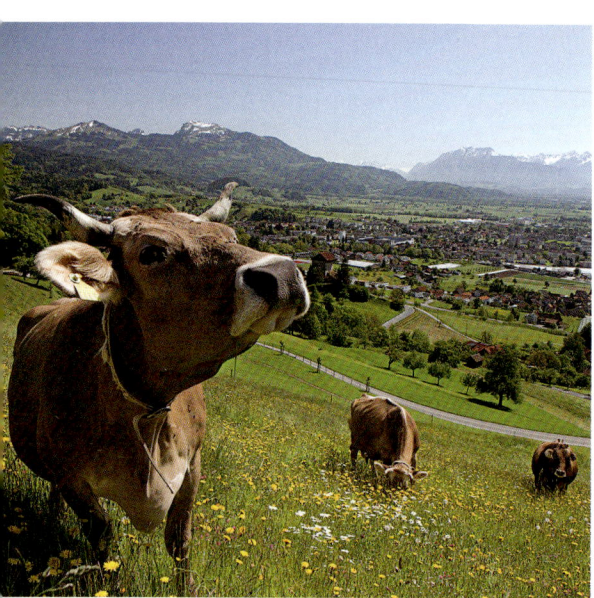

Auch Fleisch von alten Rinderrassen in Weidehaltung ist nichts anderes als tote Nahrung.

Zudem werden sie mit nicht wesensgerechtem Kraftfutter aus Mais, Weizen und Soja gefüttert. Dieses ist reich an zuckerhaltiger Stärke und macht in möglichst kurzer Zeit fett, verschlechtert aber das Verhältnis von Omega-3- zu Omega-6-Fettsäuren extrem. Für die Aufzucht der Rinder werden obendrein Nahrungsmittel gebraucht, die woanders fehlen. Für ein Kilogramm Rindfleisch beispielsweise benötigt man die zehnfache Kalorienmenge an Weizen. Man schätzt, dass 40 Prozent der Weltgetreideernte und sogar 90 Prozent der Sojaernte in den Futtertrögen der Masttiere landen.

So ist der hohe Fleischkonsum in der westlichen Welt ein wichtiger Faktor, warum so viele Menschen in der so genannten Dritten Welt hungern müssen. Denn viele der hier angebauten Pflanzen dienen als Tierfutter, allen voran die Soja-Monokulturen Lateinamerikas, die enorm viel ökologischen und sozialen Schaden anrichten. Würden die Pflanzen direkt von uns gegessen, statt sie den Tieren zur Mast zu geben, würden ungleich mehr Menschen satt. Im Augenblick fressen tatsächlich die Schlachttiere der Reichen die Nahrung der Armen.

Die Mitschuld an der Klimakatastrophe durch die riesigen Rinderpopulationen ist mittlerweile ausreichend belegt. Durch Aufstoßen und Blähungen setzen Rinder große Mengen an Methangas frei. Dieses Gas ist als Klimakiller mindestens zehnmal gefährlicher als Kohlendioxid. Ein einziges Rind ist für das Klima demnach etwa genauso schädlich wie ein Kleinwagen.

Ein Herz für Kühe ...

Milchkühe müssen zuerst einmal kalben, bevor sie Milch geben. Um »guten« Profit zu bringen, werden sie dann jedes Jahr künstlich besamt und während der Trächtigkeit bis kurz vor der Geburt weiter gemolken. So wird die Kuh zur Daueramme und Gebärmaschine und ihres Lebensrechtes auf natürliche Rhythmen beraubt. Denn wenn Leben Rhythmus ist, wie Rudolf Steiner, der Begründer der Anthroposophie, sagt, nehmen wir dem zur Milchkuh vergewaltigten Rind mit dem Rhythmus auch viel Leben. Die »Milchleistung« von Industriekühen wurde in den letzten Jahren extrem gesteigert. Von 4180 l im Jahr 1981 auf 5350 l im Jahr 1998 – und dieser Prozess geht weiter. Dadurch erkranken die Kühe öfter, erleiden schwerere Geburten und werden, etwa wegen häufiger, meist antibiotisch behandelter Euterentzündungen, immer mehr mit Medikamenten vollgestopft, deren Abbaustufen in der Milch landen. Die Milchleistung solcher als »Hochleistungsmilchmaschinen« missbrauchten Kreaturen erfüllt schon nach wenigen Jahren nicht mehr die Ansprüche, und dann »müssen« sie geschlachtet und zu Fleisch verarbeitet werden.

... UND IHRE KINDER

Aus ihren Kälbern wird möglichst weißes, bei sogenannten Feinschmeckern beliebtes Kalbfleisch gewonnen, nachdem sie einige Monate lang bei einer Mangeldiät gehalten wurden, die sie blutarm dahinvegetieren lässt, damit das Fleisch ebenfalls blutarm und somit rosa bis weißlich bleibt. Die Mehrheit der Kälber – selbst Kälber von Bio-Bauern – werden meist schon in den ersten Stunden von ihren Müttern getrennt und an Kälbermastbetriebe verkauft, wo sie zur Profitmaximierung in einer Art Einzelhaft bei unnatürlichem Futter gehalten beziehungsweise gemästet werden. Das ist für die Kälber und Muttertiere traumatisch.

Das Futter, in dem kein Eisen enthalten ist, das normalerweise für eine Rotfärbung sorgt, hält das Kalbfleisch bleich, wie es der Fleischkonsument erwartet. Für die Tiere ist dies verheerend, leiden sie doch unter extremen Eisenmangelanämien (Blutarmut). Sie werden kraftlos und lethargisch. Das Verlangen der Kälber nach dem wichtigen Spurenelement Eisen wird so groß, dass sie aus Verzweiflung sogar ihren eigenen Urin trinken würden. Das verhindern wiederum extrem enge Boxen, die den Tieren ein Umdrehen unmöglich machen. Nicht einmal das Lecken an den Eisengittern ihrer Gefängnisse lässt man ihnen, sondern umwickelt diese mit Kunststoff.

INFO

FLEISCH VON WILD

Rotwild, Wildschweine und Wildgeflügel können frei herumstreifen und sich von Wildkräutern und Gras ernähren. Sie werden als erwachsene Tiere von Profijägern erlegt. Daher ist ihr Fleisch unbelastet von Stresshormonen und hat gegenüber Fleisch von Tieren, die über Monate gequält wurden, gewisse Vorteile. Trotzdem bleibt es tote Nahrung und Tierprotein, auf das schon aus gesundheitlichen Gründen zu verzichten wäre.

Die armen Hühner!

Bei den Hühnern ist der Gipfel des verantwortungslosen Geschäftemachens schon längst erreicht. Ihre Haltung ist selbst auf Bio-Höfen höchst umstritten, und ihr Leben ist oft extrem stressbelastet, wenn sie unter 3000 anderen Bio-Hühnchen groß werden müssen. In der konventionellen Landwirtschaft sind die Lebensbedingungen noch miserabler. Doch auch die Mastzeiten von Bio-Hühnern sind unnatürlich verkürzt. Sie entstammen sogenannten Hybridrassen, die sich nicht mehr eigenständig fortpflanzen können. Die Zucht dieser nur für die Fleisch- und Eierproduktion dahinvegetierenden Tiere liegt weltweit in den Händen weniger Großkonzerne, denen so auf Kosten der Tiere wie auch der Kreisläufe der Natur ein Höchstmaß an Umsatz garantiert ist. Die Qualen, die die Tiere in ihrem allzu kurzen Leben erleiden, sind unermesslich und kaum vorstellbar: Männliche Legehuhn-Küken werden in Millionenzahl vernichtet, weggeworfen, vergast oder lebendig geschreddert. Bei den Überlebenden wird der Schnabel, das wichtigste Tastorgan, vollautomatisch gekürzt. So wird der Gefahr vorgebeugt, dass sich die Tiere in qualvoller Enge auch noch gegenseitig verletzen.

Moderne Masthähnchen werden in der halben Zeit doppelt so schwer wie in früheren Zeiten, ihre Knochen und Glieder werden darüber deformiert, und die Tiere leiden unter schmerzhaften Entzündungen. Vor ihrem frühen und martialischen Ende sind Hühnchen wie Hähnchen aus Massentierhaltung einer unbeschreiblichen Beengung und Drangsalierung ausgesetzt.

Fisch – eine Alternative?

Viele Fischer sind heute ebenso wenig Fischer, wie Bauern ihrem ursprünglichen Berufsbild entsprechen. Manch einer mag zwar denken, dass Fisch eine gute Alternative sei, wenn man an das Elend der industriell gehaltenen Landtiere denkt. Auch werden bestimmte Fettsäuren aus Fischfleisch gelobt, die dem Menschen guttun sollen. Beides stimmt nur bedingt. Außerdem wird Fisch aus Wildfang, der reich an diesen gesunden Omega-3-Fettsäuren ist (siehe auch Seite 39), immer seltener, da die Meere weitgehend leer gefischt sind.

Heute stammt fast das gesamte Angebot an Lachs, wie auch von Forellen und Welsen aus Zuchtanlagen. Doch auch in diesen Fischzüchtereien, wo beispielsweise Einzelgänger wie der Lachs, zu Tausenden gehalten werden, herrscht eine höllische Enge, die die Bedürfnisse der Tiere keineswegs respektiert. Zudem werden die Fische mit Mehl von Artgenossen gefüttert, die sogenanntem Beifang entstammen, anstatt mit kleineren Fischen, Krebsen, Plankton oder Larven. In dem Futter stecken außerdem Farbstoffe und Medikamente. So ist leider auch diese vermeintliche Alternative zu Fleisch weder gesund noch ethisch vertretbar.

Die Seele isst mit

Das ganze Tier-Elend ist ein Auswuchs unseres auf Gier ausgerichteten Systems und als solcher auch von uns zu verantworten. Wie viel Schmerz und Leid lebenden Wesen durch die Befriedigung der Gier nach Fleisch und Geld zugefügt wird, ist kaum zu ermessen – und es hat Folgen für die Esser. Unsere Seele nimmt das Leid mit dem Fleisch der gequälten Kreatur auf. Wir wollen nur nicht hinschauen, es einfach nicht wahr- und nicht wichtig nehmen. Aber wir sollten es tun – uns selbst zuliebe.

Tierische Nahrung ist tote Nahrung. Letztlich geht es beim Fleischverzehr um Leichenschmaus im doppelten Sinn. Man isst Totes und den Tod zugleich und arbeitet mit Messer und Gabel auf sein eigenes Ende hin. Aber auch andere Tierprodukte wie Milch und alles, was daraus entsteht, muss abgetötet werden. Melkt man eine Kuh, pasteurisiert die Milch und gibt sie anschließend ihrem neugeborenen Kalb, stirbt dieses in überschaubarer Zeit, weil die abgetötete Milch kein Leben mehr vermitteln kann. Selbst Eier, letztlich flüssige Kükenbasis, können kein Leben mehr hervorbringen. All diese tierischen Nahrungsmittel haben ihren eigentlichen Sinn – zu leben – kaum erfüllt. Sie sind sozusagen unreif und unentwickelt, wenn sie auf den Tellern landen.

Wir müssen also unterscheiden zwischen toten Nahrungsmitteln, die uns überleben lassen, und Lebensmitteln, die Leben vermitteln, weil sie lebendiges Licht enthalten und weitergeben – und eben auch die Informationen des Lebens. Und der Mensch lebt nicht vom Brot allein, sondern auch von Energien, Schwingungen und Feldern, die daran hängen. Letztlich geht es auch bei pflanzlicher Nahrung um Schwingungen, die wir zu uns nehmen. Insofern sind natürlich auch Lebensmittel, die unter vertretbaren, natürlichen Bedingungen gewachsen sind, denjenigen vorzuziehen, die in Gewächshäusern und unter Einsatz von Kunstdünger produziert wurden. Auch eine Seele, die sich dieser Zusammenhänge gar nicht bewusst ist, kann diese Schwingungen spüren und reagiert ganz offensichtlich darauf.

INFO

DAS BEWUSSTSEIN DER ZELLE

Das neue Wissen um das Zellbewusstsein kann uns sensibilisieren helfen. So zeigt der Biologe Bruce Lipton in seinen Studien, dass jede Zelle im Lauf ihres Lebens eine Art Bewusstseinsentwicklung durchmacht. Auch das durchlebte Elend der Tiere aus der Massentierhaltung und im Schlachthof landet in deren Zellbewusstsein und zuletzt in den Zellen jener, die ihr Fleisch verzehren.

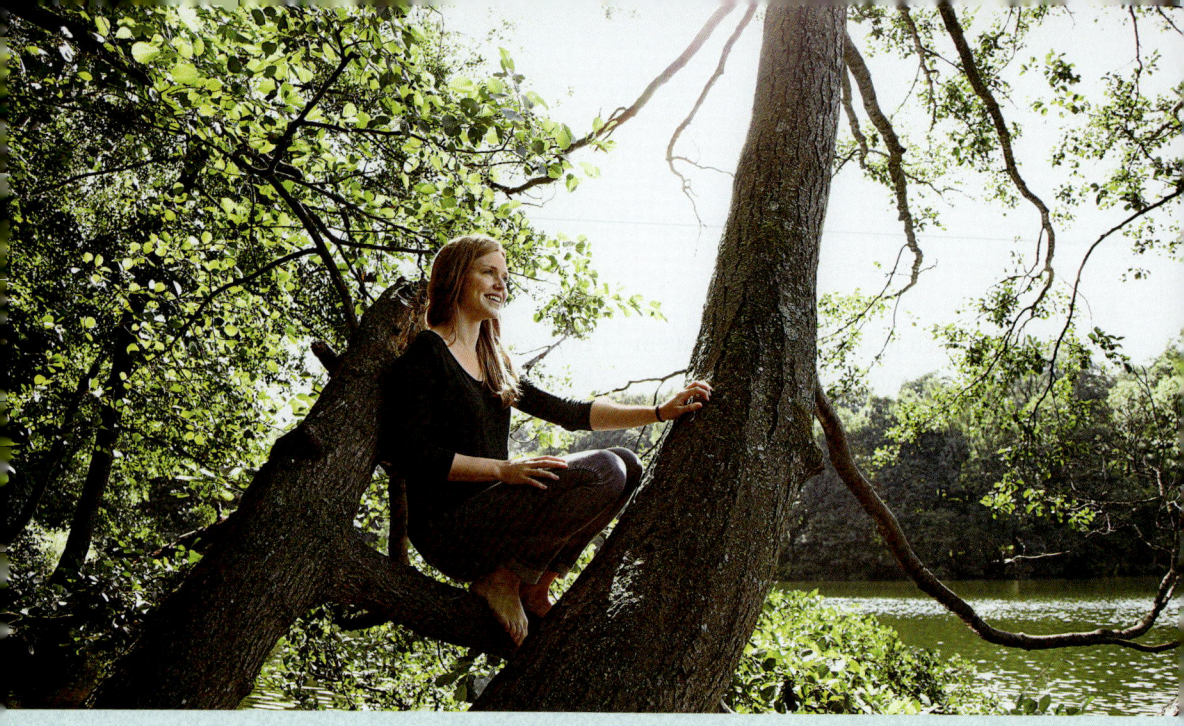

NEBENWIRKUNGEN ERWÜNSCHT

Eine vollwertige vegane Kost ist nicht nur eine Entscheidung für das Leben und gegen den Tod. Sie hat eine Vielzahl von positiven Nebenwirkungen im Gefolge, etwa einen ausbalancierten Stoffwechsel, ein starkes Immunsystem, ein gesundes Herz bis hin zu Anti-Aging-Effekten, einer leuchtenden Aura, einem angenehmeren Duft und sogar wachsender Intelligenz. Vegan leben und essen ist daher auch eine Entscheidung für die eigene Gesundheit, das Wachstum und die Weiterentwicklung der eigenen Persönlichkeit sowie Heilung auf allen Ebenen.

Freuen Sie sich also: Beim Umstieg auf eine vollwertige Pflanzenkost bieten sich Ihnen ungeahnte Möglichkeiten, Ihr Leben ab sofort in eine ungleich bessere Spur zu bringen und obendrein einen wertvollen Beitrag zur Erhaltung der Vielfalt des Lebens und unseres Planeten zu leisten.

Für ein starkes Herz

Herz- und Kreislauferkrankungen haben sich im letzten Jahrhundert zu der mit Abstand häufigsten Todesursache in westlichen Ländern entwickelt und entstehen vor allem durch einen bestimmten Lebensstil. Während früher Risikofaktoren wie vor allem hoher Cholesterinspiegel und Bluthochdruck, Rauchen, Übergewicht und mangelnde körperliche Bewegung als verantwortlich dafür galten, wissen wir heute, dass sie vor allem Ausdruck einer an tierischem Eiweiß überreichen Diät sind. Der Organismus versucht, mikrofeine Haarrisse in Blutgefäßen – entstanden durch Stress und Bluthochdruck und verstärkt durch Vitamin-C-Mangel – mithilfe von Protein und dann auch Cholesterin abzudichten. Erst spät kommt jener Kalk hinzu, nach dem das Phänomen Arterienverkalkung heißt.

Die Cholesterin-Werte sinken

Hohe Cholesterin-Werte im Blut sind an sich nicht gefährlich, aber ein schlechtes Zeichen, denn Cholesterin ist ein Marker für den Lebensstil. Dabei handelt es sich um kein böses Molekül, weder beim sogenannten »schlechten« LDL (Low Density Lipoproteins) und erst recht nicht beim »guten« HDL (High Density Lipoprotein). Aus Cholesterin werden die Geschlechtshormone hergestellt sowie unsere Nervenscheiden. Der Fettstoffwechsel braucht es zur Herstellung von Gallensäuren. Ohne Cholesterin könnten wir also gar nicht (über-)leben. Außerdem ist es auch ein Reparaturstoff für die Gefäße. Genau daher kommt sein schlechter Ruf. Kreist viel Cholesterin im Blut, zeigt das, wie sehr der Organismus kämpfen muss, um Gefäßschäden zu kitten. Cholesterin und andere Blutfette medikamentös zu senken, ist – außer bei einer familiären Hypercholesterinämie – also ein kardinaler (lebens-)gefährlicher Fehler, wie auch schon Studien belegten.

Gefäße können heilen

Der amerikanische Arzt und Chirurg Dr. Caldwell B. Esselstyn konnte in einer eigenen Studie, mit der er 1984 begann, zeigen, dass derartige Erkrankungen bei den Studienteilnehmern nicht nur trotz ihres stetig fortschreitenden Alters gestoppt wurden, sondern dass sie sich bei 70 Prozent der Patienten unter einer praktisch veganen Diät sogar zurückbildeten. Mit einer fettarmen, auf vollwertige pflanzliche Ernährung setzenden Diät erreichten die Patienten hervorragende Ergebnisse. Dazu mussten sie auf Fleisch, Fisch, Milchprodukte bis auf Magermilch und fettarmen Joghurt und auf Öle verzichten. An Patienten, die einer Angiographie, einer röntgenologischen Darstellung ihrer Gefäße, zustimmten, konnte er in eindrucksvollen Bildern zeigen, wie sich schon durch Plaques verschlossene Blutbahnen wieder öffneten.

LEBENDIGES BLUT

Die Dunkelfeld-Mikroskopie ist eine Untersuchungsmethode der Komplementärmedizin. Im Gegensatz zur Schulmedizin, die sich mit toten fixierten Blutzellen bei Blutbildern zufriedengibt, wird hier das sogenannte native, lebendige Blut betrachtet.

Tatsächlich wird das Blut unter dem Einfluss von pflanzlicher Vollwertkost nachweisbar flüssiger – was sich in der Dunkelfeld-Mikroskopie deutlich an der besseren Beweglichkeit der roten Blutkörperchen – der Energieträger – zeigt. Während die Blutzellen nach veganer Kost voll beweglich bleiben, klumpen sie nach einer jahrelangen Mast mit tierischem Protein in der berüchtigten Geldrollen-Form zusammen, in der sie ihre Eigenbeweglichkeit verlieren.

Bessere Blutqualität

Das dünnere, beweglichere Blut entlastet die Gefäße, wodurch viele Krankheitsbilder positiv beeinflusst werden. Die Entlastung und erneute Öffnung der Herzkranzgefäße bringt insbesondere Hilfe für Herzinfarkt-Kandidaten, aber auch für Angina-Pectoris-Patienten, denn die »Enge der Brust« erfährt Entspannung.

Die Vorstufe all dieser Beschwerden, der Bluthochdruck, lässt ebenfalls nach, sobald die Gefäßspannung zurückgeht, was eindrucksvoll in dem Film »Gabel statt Skalpell« (siehe Anhang, Seite 122) dargestellt ist. Da aber praktisch alle Organe, Gewebe und Zellen über die Blutgefäße ernährt werden, profitiert der ganze Organismus von einer Ernährungsumstellung.

Herz und Seele gesunden lassen

Wenn das Blut, Symbol unserer Lebenskraft, leicht fließt, ohne sich zu stauen, kommen wir natürlich auch seelisch leichter in Fluss. Und: Vollwertig pflanzliche Ernährung bekommt unserem Herzen wahrscheinlich auch deswegen so gut, weil sie die Seele nicht belastet. Mit dem täglichen Verzehr von lebendiger Pflanzenkost unterstützen wir ganz direkt die Erhaltung der Schöpfung – unserer Natur – in einer Weise, die unserem Herzen, der Quelle unserer Lebensenergie guttun muss.

Mit einer konsequenten veganen Ernährung lassen sich Bluthochdruck und Herzprobleme selbst dann bessern und oft sogar heilen, wenn sie sich schon in einem fortgeschrittenen Stadium befinden. So weit bräuchte man es aber gar nicht kommen zu lassen, denn alle Beschwerden ließen sich mit der entsprechenden Ernährung aus vollwertiger pflanzlicher Kost schon weit im Vorfeld verhindern. Obendrein ermöglicht man sich so auch ein weit genussvolleres Leben.

Krebs vorbeugen

Die zweithäufigste Todesursache in den Industrieländern ist heute Krebs. Drei Jahrzehnte habe ich die seelischen Hintergründe von Krebserkrankungen gedeutet. Dabei konnte der Ansatz meines Buches »Krankheit als Symbol« vielen Patienten sehr helfen. Heute wissen wir, dass sich diese psychosomatische Methode durch das Peace Food-Ernährungsprogramm ideal ergänzen lässt, das die Chancen im Kampf gegen Krebs noch erheblich verbessert.

Schon 1992 war Campbell und seinen Mitarbeitern aufgefallen, dass sich im Tierexperiment mit Ratten Krebs durch eine tierproteinreiche Ernährung ein- und durch eine tierproteinarme Ernährung auch wieder ausschalten ließ. Bei Tieren, die von milchproteinreicher auf proteinarme Kost umgestellt wurden, ließ sich das Tumorwachstum um 35 bis 40 Prozent senken. Wurden die Tiere später wieder auf tierproteinreiche Kost umgestellt, löste diese Ernährung erneut verstärkt Krebs aus.

Ein anderer Krebsauslöser ist laut der »China-Study« ein hoher Cholesterinspiegel. Das hohe Blutcholesterin kommt durch ein Übermaß an tierischen Nahrungsmitteln zustande, wodurch sich auch der ungesunde Fettanteil in der Nahrung erhöht. Insofern ist der Cholesterinspiegel einerseits ein Anzeiger für die Menge genossener tierischer Nahrung und Risikofaktor für Krebs.

Brustkrebs

Die »China Study« belegt, wie eine Ernährung mit viel tierischen Produkten und raffinierten Kohlenhydraten (wie Weißmehlprodukte, weißer Zucker) alle Risikofaktoren für eine Brustkrebserkrankung fördert, nämlich eine frühe erste Menstruation, späte Menopause, hohe Östrogen- und Cholesterinspiegel. Eine pflanzliche Ernährung verringert die Wirksamkeit von kanzerogenen und genetischen Dispositionen.

Dickdarmkrebs

Die Forscher Doll und Armstrong stellten bereits 1975 in einer Studie einen Zusammenhang zwischen erhöhtem Fleischkonsum, tierischem Protein, raffiniertem Zucker sowie niedrigem Verbrauch von Vollkorngetreide und Dickdarmkrebs fest. Eine andere Studie belegte einen eindeutigen Zusammenhang zwischen der mangelnden Aufnahme von Ballaststoffen und Dickdarmkrebs. Dies lässt sich durch eine vegane Ernährung ganz einfach beheben.

Prostatakrebs

Insbesondere der reichliche Verzehr von Milch (siehe auch Seite 29) führt zu einem erhöhten Risiko, an Prostatakrebs zu erkranken, wie die Forscher Chan und Giovanucci im Jahr 2001 zeigen konnten. Auch Campbell wies auf den Zusammenhang von tierischen Nahrungsmitteln und der Entstehung von Prostatakarzinomen hin.

DAS KREBSRISIKO SINKT

Da das Weglassen von Tierprotein und vor allem von Milchprodukten nachweislich auch das Wachstum gesunder Zellen günstig beeinflusst, wird allen Krebsarten das Terrain erschwert. Auch als effektive Begleittherapie bei einer bestehenden Erkrankung ist ein veganer Lebensstil empfehlenswert.

Es besteht ein genereller Zusammenhang zwischen dem Verzehr von tierischem Eiweiß und der Entstehung von Krebs. Deutlich wird dies beispielsweise beim Zusammenhang zwischen dem Konsum von Milch(-produkten) und Brustkrebs. Ein erhöhter Eierkonsum wiederum fördert die Entstehung von Prostatakarzinomen. Eine Studie belegt, dass Männer, die 2 ½ Eier pro Woche essen, gegenüber solchen, die keine Eier verzehren, aber alle 14 Tage doch einiges über Eibeimischungen beispielsweise in Nudeln abbekommen, ein um über 80 Prozent höheres Prostatakrebs-Risiko haben. Die gute Nachricht ist, dass das völlige Weglassen von Tierprotein hohe PSA-Werte (Tumor-Marker für Prostata-Krebs) innerhalb eines halben Jahres wieder normalisieren kann. Jedenfalls ergaben das meine eigenen Beobachtungen in den letzten Jahren wie auch die Ergebnisse der China-Study (siehe Anhang). Hier stellte T. Colin Campbell von der Cornell-University in Ithaca, New York die Zusammenhänge zwischen der Entstehung verschiedener Krebsarten und der Ernährung dar. Besonders eklatant sind sie beim zweithäufigsten Krebs, dem des Dick- oder Enddarmes. Hier ist bekannt, dass ausreichend Ballaststoffe in der Nahrung in Kombination mit regelmäßiger körperlicher Aktivität das Risiko einer Erkrankung senken. Dabei ist eine vollwertige Pflanzenkost die mit Abstand an Ballast- und Vitalstoffen reichste Kostform und damit auch die beste körperliche Möglichkeit, diesem Krebs das Wasser abzugraben, wie auch von der Schulmedizin schon lange anerkannt wird. Natürlich bleibt bei Krebs immer auch der persönliche seelische Hintergrund, vor der sich die Krankheit entwickeln kann, von ausschlaggebender Bedeutung (siehe Anhang, »Bücher, die weiterhelfen«, Seite 122). Generell geht es angesichts jeder Tumorerkrankung darum, seinen eigenen Weg mutig und sogar radikal zu gehen, zu wachsen und sich zu entwickeln. Der Ort des Krebsgeschehens zeigt dabei die Ebene, wo die heilsame Entwicklung stattzufinden hat.

Vegan essen – Sie werden (er)leichter(t) sein!

Für Übergewicht und Fettsucht (Adipositas), die beide Vorstufen von Diabetes 2 sind, ist vor allem die Zufuhr großer Mengen raffinierter Kohlenhydrate (etwa Weißmehl, weißer Zucker) und ebensolcher Mengen tierischen Proteins und Fettes verantwortlich. Die Lösung dieses Problems ist dabei sehr einfach und wird durch viele Studien untermauert: ausreichend körperliche Alltagsaktivität in Kombination mit vollwertiger pflanzlicher Ernährung.

Studien, welche die Vorteile durch einen vegetarischen und erst recht veganen Lebensstil auch im Hinblick auf das Gewicht belegen, gibt es mittlerweile zahlreiche. Die in der »China-Study« zitierten Forscher Key und Davey kommen zu dem Schluss, dass die Wahrscheinlichkeit von Übergewicht unter Menschen, die auf Fleisch verzichten, äußerst gering ist. Die Campbells fassen einige Studien zusammen und stellen fest, dass vegetarisch und vegan lebende Teilnehmer durchschnittlich deutlich leichtgewichtiger sind. Außerdem zitieren sie eine ganze Liste von Studien, in deren Verlauf Übergewichtige angehalten wurden, beliebig viele fettarme pflanzliche Lebensmittel zu essen. Alle nahmen bei dieser Kost in kurzer Zeit erheblich ab. Am meisten Gewicht verloren dabei jene, die mit dem größten Übergewicht begonnen hatten.

Schlanke Menschen nehmen mit dieser Ernährung hingegen nicht ab, wie ich aus eigener Erfahrung bestätigen kann. Das heißt, mit vegetarischer oder veganer Ernährung ist es einfach, »sein Gewicht« zuerst einmal zu finden und dann langfristig zu halten,

WICHTIG

EPIDEMISCHE AUSMASSE

Schenken wir der Weltgesundheitsorganisation (WHO) Glauben, so drohen uns mit Fettsucht (Adipositas) und Diabetes 2 die entscheidenden Seuchen der Zukunft mit schwerwiegenden Gesundheitsfolgen. Im Vorreiterland USA gibt es inzwischen deutlich mehr Übergewichtige als Normalgewichtige. Der Anteil der Fettsüchtigen ist in den 20 Jahren von 1978 bis 1998 von 15 auf über 30 Prozent gestiegen und hat sich damit mehr als verdoppelt. Inzwischen machen Übergewichtige und Fettsüchtige jeweils über ein Drittel der Bevölkerung aus, was nur noch ein knappes Drittel Normal- und Untergewichtiger übrig lässt.

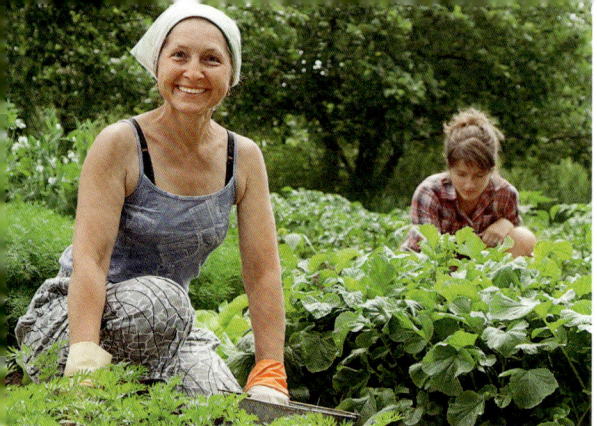

Vegan leben heißt auch, sich dem Leben in und mit der Natur anzuvertrauen.

insbesondere, wenn Sie sich zusätzlich bewegen. Auch dieser Effekt ist inzwischen mittels verschiedener Studien bestätigt.

Den Geist beweglich halten

Unsere Gefäße leiden unter der Mast mit tierischem Eiweiß. Erhalten wir sie dagegen mit vollwertiger pflanzlicher Kost gesund, werden wir lange etwas von ihnen haben und können typische Alterungsprozesse des Gehirns, die häufig mit Durchblutungsproblemen zusammenhängen, aufhalten. So erfahren alle Beschwerdebilder im Umfeld von Demenz über die Durchblutungsförderung durch eine vegane Ernährung Besserung. Das Ergebnis kann dabei auch ein Überschwang an guten Ideen sein, die uns leicht und wie selbstverständlich zufließen. Entgleiste Stoffwechselprozesse, die in einen Typ-1- oder Typ-2-Diabetes wie auch in einen als Typ-3-Diabetes bezeichneten Morbus Alzheimer münden, können über eine sensible pflanzliche Ernährung mit den richtigen Ölen und Fetten (siehe Tipp, Seite 48) Entlastung finden. Bei einem Typ-3-Diabetes liegt eine Insulinresistenz im Gehirn vor, wodurch der Botenstoff Insulin, der dafür zuständig ist, Nährstoffe wie Glukose (Traubenzucker) und Aminosäuren in die Zellen zu schleusen, nicht mehr wirken kann. Diese fluten dann frei in der Blutbahn, bevor sie in die Fettzellen wandern oder die Gefäße verstopfen.

Das Alter genießen

Mit der Umstellung auf vegane Ernährung ergibt sich nach meinen Erfahrungen eine wesentliche Hilfe für die möglichen Schreckensszenarien einer überalternten Bevölkerung. Und hier ist natürlich auch die seelische Dimension entscheidend: das innere Kind wiederzuentdecken und in der Lebensmitte umzukehren, oder wie es die Bibel nennt: »So ihr nicht umkehrt und wieder werdet wie die Kinder, das Himmelreich Gottes könnt ihr nicht erlangen ...«
Natürlich können wir es nicht verhindern zu altern, und wir werden heute deutlich älter als alle Generationen vor uns. Aber wir müssen deshalb keineswegs vorzeitig altern und brauchen auch nicht früh alt auszusehen. Hier kann eine vollwertige vegane Ernährung wundervoll Abhilfe schaffen: Sie verhindert vorzeitige Alterungsprozesse und lässt uns jünger aussehen.

Autoimmunprozesse ausbalancieren und stoppen

Die großen Seuchen haben wir durch verbesserte Hygiene, ausreichende Ernährung und bessere Heizmöglichkeiten überwunden. Durch diese Maßnahmen stieg die Abwehrkraft und verdarb den Seuchen-Erregern das Terrain. Entzündungen aber gibt es nach wie vor, auch wenn wir noch so sehr mit Impfungen, Antibiotika und fiebersenkenden Mitteln gegen sie zu Felde ziehen. Die Folge sind entgleiste Prozesse im Körper, die sich gegen den Organismus selbst richten. Autoimmunerkrankungen wie Schilddrüsenprobleme im Sinne von Hashimoto-Thyreoiditis, einer chronischen Schilddrüsen-Entzündung, rheumatische Geschehen von Polyarthritis (der Gelenke) bis Polymyositis (der Muskeln), aber auch die Weißfleckenkrankheit (Vitiligo), Diabetes 1 und Multiple Sklerose, Muskelschwäche (Myasthenia gravis) und andere. Insgesamt kennen wir heute bereits an die 40 Autoimmunerkrankungen, eine dramatische Steigerung innerhalb einer Generation.

Gefährliche Arachidonsäure

Tierische Produkte wie vor allem Fleisch, Wurst und Fisch enthalten viel Arachidonsäure, zu deren Abbauprodukten Prostaglandine und Leukotriene gehören. Prostaglandine vermitteln Schmerz, und das Prostaglandin E2 kommt bei Rheumatikern vermehrt in der Gelenkflüssigkeit vor und ist an der Knorpelzerstörung bei rheumatischen Beschwerden beteiligt.

Je mehr Arachidonsäure die Nahrung enthält, desto mehr Entzündungsstoffe können gebildet werden. So ist es nicht verwunderlich, wenn Studien die entzündungshemmende und schmerzlindernde Wirkung vegetarischer Kost bei Rheumatikern belegen. Vegane Ernährung ist dabei offensichtlich wegen des völligen Fehlens von Arachidonsäure noch effektiver.

Milch als Auslöser

Als Auslöser von Autoimmunprozessen steht heute außerdem Milch im Fokus. Ein Grund für die zunehmende Allergisierung könnte darin liegen, dass die Menschen früher die Milch von immer denselben wenigen Kühen oder nur einer Kuh tranken, während sie heute einen unüberschaubaren Mix von unzähligen Tieren bekommen. Jede Kuh hat aber ihr spezifisches Protein, so individuell wie der Fingerabdruck bei einem Menschen. Insofern könnte der menschliche Organismus mit dem Proteinmix aus vielen verschiedenen Milchquellen überfordert sein. Auch die heute übliche Pasteurisierung und damit Denaturierung der Milch könnte hierbei eine Rolle spielen. Tatsächlich werden auch schon jahrelang bestehende Allergien rasch besser, sobald Milch und Milchprodukte konsequent aus der Ernährung weggelassen werden.

Gewinn an Ausstrahlung

Entgiften, Entschlacken, Loslassen – das beginnt auf einer sehr konkreten Ebene, der des persönlichen Geruchs. Dieser ist eine Form materieller Ausstrahlung und verändert sich bei einem veganen Lebensstil zum Positiven. Die Verdauung wird durch die ballaststoffreiche Kost viel besser, sodass die meisten Neu-Veganer bald auf regelmäßige morgendliche Stuhlentleerung umstellen. Deren Geruch verliert den für eine an Tierprodukten reiche Ernährung typischen Fäulnischarakter in wenigen Wochen.

Entgiftung auf allen Ebenen

Ein weiterer Entgiftungsweg läuft über die Nieren. Der Wasserreichtum der neuen Kost und die Empfehlung, täglich zwei Liter guten Wassers zu trinken, entlasten sie. Der Urin muss weniger stark konzentriert werden, wird klarer und riecht weniger scharf. Auch die Ausscheidungswege über Atem und Haut werden entlastet. Mundgeruch lässt nach. Die eigene Duftnote kommt dafür besser zur Geltung. Veganer entwickeln sich in Richtung der alten indischen Regel, nach der gesunde Menschen nach der zuletzt genossenen Frucht duften.

INFO

VEGANE GLÜCKSQUELLEN

Eine Stimmungsverbesserung über eine ausgewählte Ernährung ist keine Utopie. Auf Forschungen aufbauend, die einen Zusammenhang zwischen ungesundem Essen mit reichlich Zucker und viel tierischem Fett und negativen emotionalen Zuständen belegten, gingen britische Wissenschaftler im Jahr 2013 den umgekehrten Weg. Sie zeigten anhand der Ernährungsdaten von Studienteilnehmern zwischen 18 und 25 Jahren über 21 Tage, wie Männer und Frauen auch hinsichtlich ihrer Stimmung und guten Laune durch eine Ernährung mit frischem Obst und Gemüse profitierten. Je mehr pflanzliche Lebensmittel sie verzehrten, desto entspannter, glücklicher und energiegeladener fühlten sie sich. Die Autoren belegten zudem, dass die gute Laune auf den erhöhten Verzehr von Obst und Gemüse folgte und nicht umgekehrt, dass die Probanden auf eine Stimmungsverbesserung hin mehr Früchte und Gemüse aßen. Dabei nahmen sie noch nicht einmal vollwertige Pflanzennahrung zu sich, wie die in diesem veganen Einsteiger-Programm, welche die Stimmung noch deutlicher steigen lässt.

Zunehmende Sensibilität

Ein Geschenk der veganen Lebensweise ist auch der Zugewinn an Sensibilität, der oft bis in Bereiche von Sensitivität reicht, also dem Gefühl, einen sechsten Sinn zu entwickeln. Nach meiner eigenen Erfahrung hat das mit nachlassender Vergiftung zu tun. Wer tierische Produkte weglässt, wird offener, durchlässiger und weiter. Seine Sinne werden klarer und empfänglicher.

Verfeinerte Wahrnehmungen

Viele Neu-Veganer erleben im Lauf der Zeit eine Verbesserung ihrer Sehfähigkeit und damit der Sicht – meine Brillenstärke musste ich schon mehrfach reduzieren. Aber natürlich erfordert der Schritt hin zu Peace Food schon von vornherein ein gewisses Maß an Einsicht und Sensibilität.

Auch die Geruchsempfindlichkeit wird größer, im übertragenen Sinn bekommt man einen guten, ja besseren Riecher und ein Näschen für die (wichtigen) Dinge. Man riecht Gefahren eher und bekommt einen sicheren Instinkt für gute, aber auch für anrüchige Nahrung.

Dass sich der Geschmack verändert, ist vielleicht am offensichtlichsten. Wer nach dem Vier-Wochen-Programm noch das nächste Vierteljahr ohne Kompromisse in der Ernährung vegan verbringt, wird staunen, wie ihm Dinge überhaupt nicht mehr munden, die früher Standard waren. Andererseits wird die Geschmackswahrnehmung für Gewürze und Blüten sowie die verschiedenen Aromen von Früchten wachsen. Wir nehmen insgesamt mehr wahr.

Im (Be-)Reich des Hörens, Horchens und Gehorchens gibt es ebenfalls Fortschritte. Wir neigen mehr dazu, nach innen zu horchen, werden achtsamer und offener. In dem Maße, wie wir ein besseres Gefühl zu uns selbst und unserer Umwelt entwickeln, neigen wir dazu, mehr nach innen zu horchen und in der Folge auch unserer inneren Stimme zu gehorchen. Wir werden achtsamer und offener und uns gehen auch die Ohren auf – nach außen und nach innen.

Freude am Fühlen und Empfinden

Auch das Hautgefühl wird besser. Das zeigt sich bei allen Hautkontakten, die mehr werden könnten, weil Fühlen und Empfinden wieder Freude machen. Die Sinnlichkeit bei all unseren Außen- und Innenkontakten nimmt spürbar zu.

Ein gutes Maß für die eigene Ausstrahlung ist die Kontaktfähigkeit zu anderen Menschen und Mitwesen. Besonders im Bezug auf Tiere mit ihrem untrüglichen Spürsinn lässt sich der Unterschied merken. Selbst wild(lebend)e Tiere verlieren die Angst vor vegan lebenden Menschen. Wer im Wald meditiert, kann erleben, wie sich ansonsten scheue Tiere nähern und scheinbar mitmeditieren – oder wie Schmetterlinge auf einem Platz nehmen.

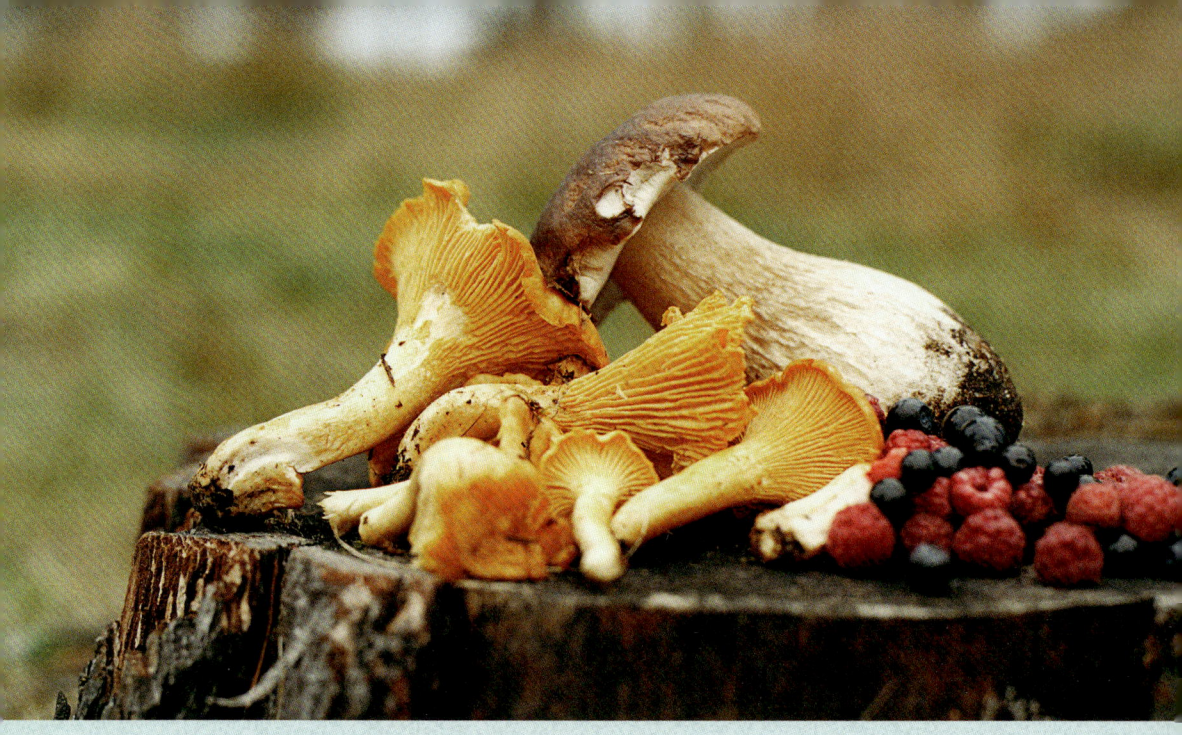

FEHLT MIR DA NICHT WAS?

In den 1970er- und 80er-Jahren, als viele Westeuropäer damit anfingen, vegetarisch zu leben, wurden sie noch als Spinner abgetan. Für die damalige Gesellschaft war es schlicht unvorstellbar, auf Fleisch zu verzichten – und erste Versuche, mit Tofu und Getreide zu kochen, überzeugten tatsächlich geschmacklich nicht sehr. Inzwischen hat sich das grundlegend geändert. Heute gibt es immer mehr Vegetarier, die große gesell-

schaftliche Akzeptanz und Respekt erfahren – und die vegetarische Küche lässt geschmacklich nichts vermissen. Tofu gibt es in vielen Geschmacksvarianten, neben Seitan, Lupine und anderen Fleisch-»ersatz«-produkten (**siehe Seite 43 f.**). Sie können auch von Kochanfängern ganz einfach und köstlich zubereitet werden, wie Sie im Rezeptteil ab Seite 56 sehen werden. Da entstehen sogar ganz neue, aufregende Geschmackserlebnisse, die Fleisch, Fisch und Co. nicht missen lassen. Gut möglich, dass dem veganen Trend eine noch größere Erfolgsgeschichte beschieden ist als dem Vegetarismus seit dem letzten Jahrhundert. Denn auch die Befürchtung, es mangele Veganern an wichtigen Nährstoffen, lässt sich nicht halten.

Von wegen Mangel!

Mit vollwertiger veganer Kost bekommen Sie die schönsten Geschenke, die Mutter Natur machen kann: eine Fülle an Vitaminen und Antioxidanzien, Spurenelementen und Mineralien – und als Ergebnis anmachende und ansteckende Gesundheit.

Selbst in der Schwangerschaft müsste sich eine gesundheitsbewusste werdende Mutter vollwertig vegan ernähren, wie inzwischen Studien belegen. Beim Stillen schneidet ihre Milch in allen Untersuchungspunkten besser ab. Die Mehrheit der Allesesser leidet dagegen Mangel im Überfluss.

Doch auch wenn Allesesser ungleich mehr Mangelerscheinungen aufweisen als Veganer, gibt es für Letztere einiges zu beachten, damit es wirklich an nichts fehlt.

Entscheidend: Ihr Befinden

Ob Eiweiß-, Eisen- oder Cholesterinwerte – ob ausreichend, zu wenig oder zu viel vorhanden –, entscheidend sollte immer die Lebensqualität eines Menschen sein und wie er sich fühlt. Labor-Normwerte haben zwar eine gewisse Aussagekraft, aber das wird heute zum einen zu starr gesehen und zum anderen nicht selten von einer ungesunden Norm(alität) abgeleitet. Normwerte wurden erst 1843 in die Medizin eingeführt und ziemlich willkürlich festgesetzt. So werden die Werte in der Regel an einen Meter achtzig großen Männern mit 80 Kilogramm Gewicht erhoben, einer Norm, der viele Männer und erst recht Frauen gar nicht entsprechen. Da sie weder so aussehen noch sich so fühlen (wollen), ist die Frage, warum sie eigentlich deren Werte anstreben sollten. Erlauben Sie sich also, unterhalb solcher Normen zu bleiben, wenn Sie sich insgesamt dabei gut fühlen.

IM ZWEIFELSFALL TESTEN LASSEN

Geht es Ihnen nicht gut, kann die Bestimmung von Werten – etwa bei Vitamin D und B_{12} – auf eine wichtige Spur führen. B_{12} sollte aber schon gleich genommen werden. Für die Bestimmungen braucht es nur eine Blutentnahme. Wer dann bei Mangelbefunden auf die Zufuhr von ausreichend Vitamin D und B_{12}, sowie – nicht zwingend, aber mit Gewinn – auf den Verzehr von Omega-3-Fettsäuren achtet, ist bereits im grünen Bereich. Das können die wenigsten Allesesser von sich sagen. Und was Befürchtungen hinsichtlich eines möglichen Eisen- und Eiweißmangels bei veganer Ernährung angeht, können Sie sich entspannen.

Die Eiweißfrage

Das angebliche Eiweiß-Problem von Veganern ist gar keines. Pflanzenköstler bekommen genug Eiweiß, wenn sie auf Ausgewogenheit bei der Ernährung achten. Wobei hier ähnlich wie beim ständig unterstellten Eisenmangel gilt: Pflanzenesser sollten gar nicht die Normwerte von Fleischessern anstreben. Die haben es als Normalmodelle moderner Zivilisationsopfer – zur Freude der Fleischindustrie – in die Statistiken geschafft. Ich kenne persönlich Menschen, die weitestgehend von Früchten und Gemüse leben und eine beneidenswerte Ausstrahlung ohne Mangel- oder gar Schwächezeichen besitzen. Im Übrigen gibt es ja auch aus Pflanzen ausreichend Eiweiß.

Pflanzliche Eiweißquellen

Da auch alle Getreide reichlich Eiweiß enthalten, ergeben sich hier gute Quellen. Wir können zum guten alten Hirsebrei zurückkehren oder wie die Inder auf Dhal und damit auf Linsen setzen. Hülsenfrüchte enthalten alle viel Eiweiß, ebenso wie Lupinen, eine Wildblumenart, die das »Soja des Nordens« genannt wird. Besonders die Blaue Süßlupine, die auf mageren Böden wächst und diese dabei sogar noch verbessert, ist so ein wundervolles eiweißreiches Geschöpf. Aus ihrem Protein kann alles Mögliche im Sinne von Fleischaufwertung hergestellt und im Geschmack angepasst werden. Hier dürf-

te eine Proteinquelle der Zukunft liegen, die ich unfermentiertem Soja vorziehe. Weitere besondere Eiweißquellen, die geschmacklich ansprechend sind, aber nicht notwendi:- Vleisch auf Sojabasis und Seitan, das Klebereiweiß von Getreide, – auch Gluten genannt. Zudem enthalten alle Pflanzen Eiweiß, wenn auch in geringeren Mengen. Leicht lässt sich die Eiweißversorgung verbessern, indem wir den Anteil bei uns üblicher Getreide wie Weizen oder Roggen verringern und auf Hirse oder die südamerikanischen Scheingetreide Quinoa und Amaranth setzen. Letztere verfügen über eine besonders günstige, für den Körper gut verwertbare Eiweißmischung. Persönlich empfehle ich gern Süßlupine, Hirse, fermentiertes Soja und Seitan aus Dinkel, der verträglicher als Weizen ist.

MEIN PERSÖNLICHER TIPP

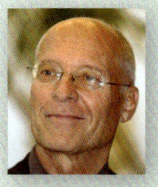

SCHLAU KOMBINIERT
Wer sich vegan ernährt, der sollte häufiger Getreide und Hülsenfrüchte in derselben Mahlzeit kombinieren; dadurch wird die biologische Wertigkeit der Pflanzeneiweiße verbessert, und der Körper kann sie leichter in Zellstrukturen einbauen.

Den Körper fordern

Tatsächlich brauchen Muskeln und Gehirn wie auch der Darm Herausforderungen, um fit zu bleiben, – nach dem Motto: »Use it oder loose it« – Benutze es oder verliere es. Insofern ist es ideal, wenn wir dem Organismus verschiedene hochwertige pflanzliche Eiweiße anbieten, aus denen er sich mit einem gewissen Stoffwechselaufwand sein spezielles, individuelles Eiweiß zusammenbaut. Das hält den Körper aktiv und in Form. Tierprotein macht zwar satt, aber eben auch träge. Pflanzliches Eiweiß fordert den Körper zu mehr Eigenaktivität heraus: Es muss stärker umgebaut und angepasst werden und fördert damit insgesamt Aktivität und Gewichtsabnahme.

NATÜRLICHER FITMACHER

Es geht eben nicht darum, seinem Körper die Arbeit abzunehmen und ihn zu schonen, sondern ihn zu fordern und zu fördern. Muskeln, aber auch Gehirn und alle anderen Körpersysteme wollen benutzt und herausgefordert werden. Nur dann wachsen sie und steigern ihre Leistungsfähigkeit. Das

TIPP

EIWEISSGEHALT PFLANZLICHER NAHRUNGSMITTEL PRO 100 GRAMM

Empfohlener Tagesbedarf: 0,8 bis 1 Gramm pro Kilogramm Körpergewicht; bei einem Gewicht von 65 Kilogramm sind das also 55 Gramm pro Tag

Lebensmittel	Eiweißgehalt / 100 g	Lebensmittel	Eiweißgehalt / 100 g
Bohnen, weiß	23,5	Mandeln	18,7
Brot	7	Reis, Vollkorn	7,8
Dinkelmehl	14,4	Roggen, Vollkorn	9,5
Erbsen	23	Rosenkohl, roh	4,5
Erdnüsse	25,3	Saubohnen	13,4
Erdnussmus	26	Schokolade	6,7
Haferflocken	13,5	Sojabohnen	32,6
Haselnüsse	12	Sojafleisch (trocken)	44
Kichererbsen	12,9	Sojamilch	3,3
Knäckebrot	10	Tofu	8,25
Linsen	23,5	Weizen, Vollkorn	11

gilt natürlich auch für Darm und Stoffwechsel. Keine Ernährungsweise fordert unseren Organismus so positiv wie die vollwertig-pflanzliche, da er hier wirklich aktiv werden muss. Pflanzen sind biologisch gesehen tatsächlich weiter von uns entfernt als Säugetiere. Ihr jeweiliges Angebot an Aminosäuren, den Bausteinen des Eiweißes und des Lebens, unterscheidet sich natürlich von unserem diesbezüglichen Bedarf. Also müssen wir verschiedene Pflanzen essen, damit unser Stoffwechsel aus einem reichen Angebot auswählen kann.

Individuelle Eisenzufuhr

Dieses Spurenelement ist wichtig für den Sauerstofftransport im Körper. Der Sauerstoff ist an Eisen in den roten Blutkörperchen gebunden und wird über den Blutkreislauf im Körper verteilt. Das rote Eisen gehört zum Lebensprinzip der Aggression beziehungsweise des Mars. Eisen wirkt auf die Stimmung, Leistungsfähigkeit, Konzentration, Gesundheit von Haut, Haaren und Nägeln sowie auf die Immunabwehr. Da der Körper Eisen nicht selbst herstellen kann, müssen wir es über die Nahrung aufnehmen. Pflanzenkost ist reich daran.
Im Übrigen brauchen Pflanzenesser nach Aussage des führenden deutschen Ernährungswissenschaftlers Prof. Claus Leitzmann gar nicht zu versuchen, an Allesessern erhobene deutlich überhöhte Eisenblutwerte zu erreichen. Nach seinen Erfahrungen schadet ein so hoher Eisenspiegel mehr, als er nützt. Ein Krankheitsbild wie die Hämochromatose mit Eisenablagerungen macht das deutlich. Etwas unterhalb der angegebenen Normwerte lässt sich also gut und oft besser leben, wobei das Ideal individuell unterschiedlich sein dürfte.

Dass Vegetarier durch ihre Ernährungsweise grundsätzlich genügend Eisen bekommen, habe ich in über 40 Jahren selbst erfahren. Trotz reichlicher Bereitstellung von Eisen in der Nahrung kann es aber individuell zu Mangelerscheinungen kommen. Diese sind dann am besten von der seelischen Ebene aus zu behandeln durch die Entwicklung von mehr (Lebens-)Mut, Entscheidungs- und Konfrontationsfähigkeit.

INFO

EMPFEHLENSWERTE PFLANZLICHE EISENQUELLEN

- Dörrobst
- alle Vollkorngetreide
- Haferflocken
- Nüsse, Saaten und Samen
- Hülsenfrüchte
- Meeresalgen
- Petersilie
- Grüne Minze
- Brunnenkresse
- Mangold
- Schwarze Melasse
- Brennnessel
- Zuckerrübensirup
- Rote Bete

Antioxidantien im Überfluss

Der vielleicht entscheidende biochemische Grund für das langsamere Altern von Veganern liegt in der Fülle von Antioxidantien, die ihre Kost mit sich bringt. Erst in den letzten Jahrzehnten hat die Wissenschaft die Wichtigkeit dieser Schutzstoffe erkannt. Sie stammen fast ausschließlich aus frischen Pflanzen und fangen im Körper zellzerstörende freie Radikale ab. Bei diesen handelt es sich um eine Art Elektronenräuber, die im Organismus herumwandern und geschwächten Zellen Atome und dem Körpergewebe Elektronen entreißen. Entstanden durch viele verschiedene – heute unter dem Begriff Stress zusammengefasste – negative Belastungen, können sie erheblichen Einfluss auf den gesamten Körper nehmen.

Schutz vor Zellstress

Manche dieser Zellschädlinge entstehen durch materielle Ursachen wie schlechte Nahrung und Strahlenbelastungen, andere durch privaten Stress und/oder berufliche Überlastung, Hektik und Druck, Unzufriedenheit, ungelöste und vor allem scheinbar unlösbare Spannungen und Frustrationen drücken sich so auf der Körperebene aus. Antioxidanzien neutralisieren die freien Radikale, indem sie ihnen Elektronen spenden. Werden diese Elektronenräuber mit Elektronen aus der Nahrung befriedigt, führt das zu ihrer Ausschaltung. Andernfalls begünstigen freie Radikale viele gesundheitliche Probleme von Krebs bis zu vorzeitigen Alterungsprozessen, indem sie die Zellen zerstörende Oxidationsprozesse anregen. Das können Sie sehen, wenn Sie beispielsweise Bananen oder Äpfel aufgeschnitten liegen lassen. Oxidationsprozesse färben sie braun und verändern auch den Geschmack: Das Obst schmeckt bald faulig.

Indem Antioxidantien die freien Radikale füttern, verhindern sie diese Verfallsprozesse, die man beim Menschen »Altern«, bei Metall »Rosten« nennt. Sie verhindern also anschaulich gesagt ein vorzeitiges (Ein-) Rosten. Vollwertige Pflanzennahrung liefert wie keine andere einen Überfluss an diesen wertvollen Gesundheitshelfern.

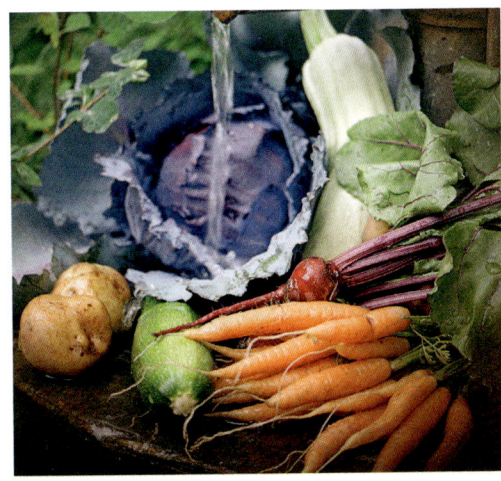

Frisches, unbelastetes Gemüse ist reich an wertvollen Ballast- und Vitalstoffen.

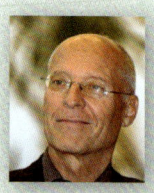

DAS SUPER-HORMON: VITAMIN D

Zu wenig Vitamin D ist eine echte Gefahr für die Gesundheit. Das betrifft allerdings alle Menschen, nicht nur Veganer. In Deutschland ist fast die gesamte Bevölkerung (89 Prozent) betroffen, oft ohne es zu merken. Die Ursache dafür ist vor allem zu wenig Sonne im Leben, denn diese ist nötig, damit Vitamin D gebildet werden kann. Angesichts der drohenden Gesundheitsgefahren, die bis zu erhöhter Krebsanfälligkeit reichen, ist dringend Abhilfe geboten.

Bei Sonnenbestrahlung von mindestens einem halbstündigen Sonnenbad alle drei Tage ohne Sonnenschutz ist der Bedarf gedeckt. Eine weitere gute Quelle sind Pilze, besonders Steinpilze. Hefepilze, die zwar von Natur aus viele B-Vitamine, aber kaum Vitamin D enthalten, verfügen ebenfalls über die Fähigkeit seiner Bildung bei entsprechender UVB-Bestrahlung. Sie liefern in meinen Augen die beste vegane Quelle für Vitamin D (über: www.heilkundeinstitut.at).

Vitamin-B_{12}-Ersatz

Bei Vitamin B_{12} kann bei einer vegetarischen oder veganen Ernährungsweise mit der Zeit wirklich Mangel und damit Gefahr für die Gesundheit drohen. Viele Vegetarier und die meisten Veganer sind – laut neuesten wissenschaftlichen Untersuchungen – betroffen, ohne es zu wissen. Entsprechende Stichproben lassen leider keine anderen Schlüsse zu. Wenn sich Letztere trotzdem so viel besser fühlen als vor der Ernährungsumstellung, zeigt das nur das enorme Potential veganer Ernährung, selbst Mangelzustände zu kompensieren. Aber sehen Sie es doch einmal so: Wie gut könnte es Ihnen erst gehen, wenn Sie diesen Punkt beachteten und den Mangel ausglichen?

Sinnvoll ergänzen

Wir leben einfach unter völlig anderen Umständen wie in Urzeiten und müssen uns an diese Rahmenbedingungen entsprechend anpassen und umstellen. Solange unsere Vorfahren noch herumzogen und von gesammelten Früchten und Pflanzen lebten, die sie – roh und ungewaschen – aßen, bekamen sie genug Vitamin B_{12} mit der Nahrung. Das funktioniert heute leider nicht mehr. Doch was spricht schon gegen die Einnahme von ein paar vollwertigen pflanzlichen Kleinigkeiten, um einerseits in Sachen Gesundheit sicherzugehen und andererseits mehr vom Leben zu haben?

Vitamin B_{12} ist für ein problemloses Funktionieren besonders unserer Nerven und der Blutbildung unverzichtbar. Veganer müssen immer auf eine ausreichende Zufuhr achten, es sei denn, sie können sich mit (Feld-)Früchten aus dem eigenen Bio-Garten versorgen, die sie ungewaschen verzehren. Denn B_{12} wird von Bakterien auf den Oberflächen von gesunden und von Schadstoffen unbelasteten (Feld-)Früchten gebildet. Beim Lebensstil der westlichen Welt ist eine B_{12}-Substitution für die meisten Menschen auf die Dauer unerlässlich. Denn Obst und Gemüse werden in der Regel und sinnvollerweise vor dem Verzehr gewaschen, schon um Rückstände zu entfernen.

Bei Vitamin B_{12} ist noch Folgendes zu bedenken: es wird fast ausschließlich als Cyanocobalamin eingenommen. Verwertbar ist es aber nur als Methylcobalamin. Für die Umwandlung von Cyanocobalamin ist der Intrinsic Factor im Magen mitverantwortlich. Da dieser mit dem natürlichen Alterungsprozess abnimmt, ist die Einnahme von Methylcobalamin empfehlenswert.

Omega-3-Fettsäuren

Da Menschen aus dem westlichen Erdkreis, die ihr Leben oft wenig in Fluss halten, häufig unter zu dickflüssigem Blut leiden mit der Gefahr von Thrombosen und Embolien und in der Folge Schlaganfällen, verschreiben Ärzte oft die Blutverflüssiger Marcumar und ASS oder empfehlen Fische aus kalten Gewässern. Ich weiß nicht, was von beidem unsinniger ist. An erster Stelle würde ich die Deutung im Sinne von »Krankheit als Symbol« und die Wiederherstellung fließender Lebensenergie auf seelischer Basis empfehlen. Wenn sein Lebensfluss träge geworden ist, wird auch der Mensch nicht mehr im Flow oder Fluss sein. An zweiter Stelle ließe sich unterstützend für eine ausreichende Versorgung mit Omega-3-Fettsäuren auch mittels pflanzlicher Lebensmittel sorgen.

Pflanzlicher Ersatz ist möglich

Pflanzliches Omega-3 bekommen wir am besten über Meeresalgen-Öl. Gezüchtete Algen sind als Ergänzungspräparat empfehlenswert, da diese Algen unter Ausschluss von Umweltgiften und Radioaktivität wachsen. Sie sind auch als Kapseln erhältlich (www.heilkundeinstitut.at).

INFO

VITAMIN-B_{12}-GEHALT PRO 100 G
- Afa-Algen-Pulver: 40 mcg
- Gerstengrassaft-Pulver: 30 mcg
- frische Algen: ca. 20 mcg
- Braunalgen getrocknet: 7 mcg
- Rotalgen getrocknet: 7 mcg
- Tempeh: 0,8 mcg

Empfohlener Tagesbedarf: 3 mcg

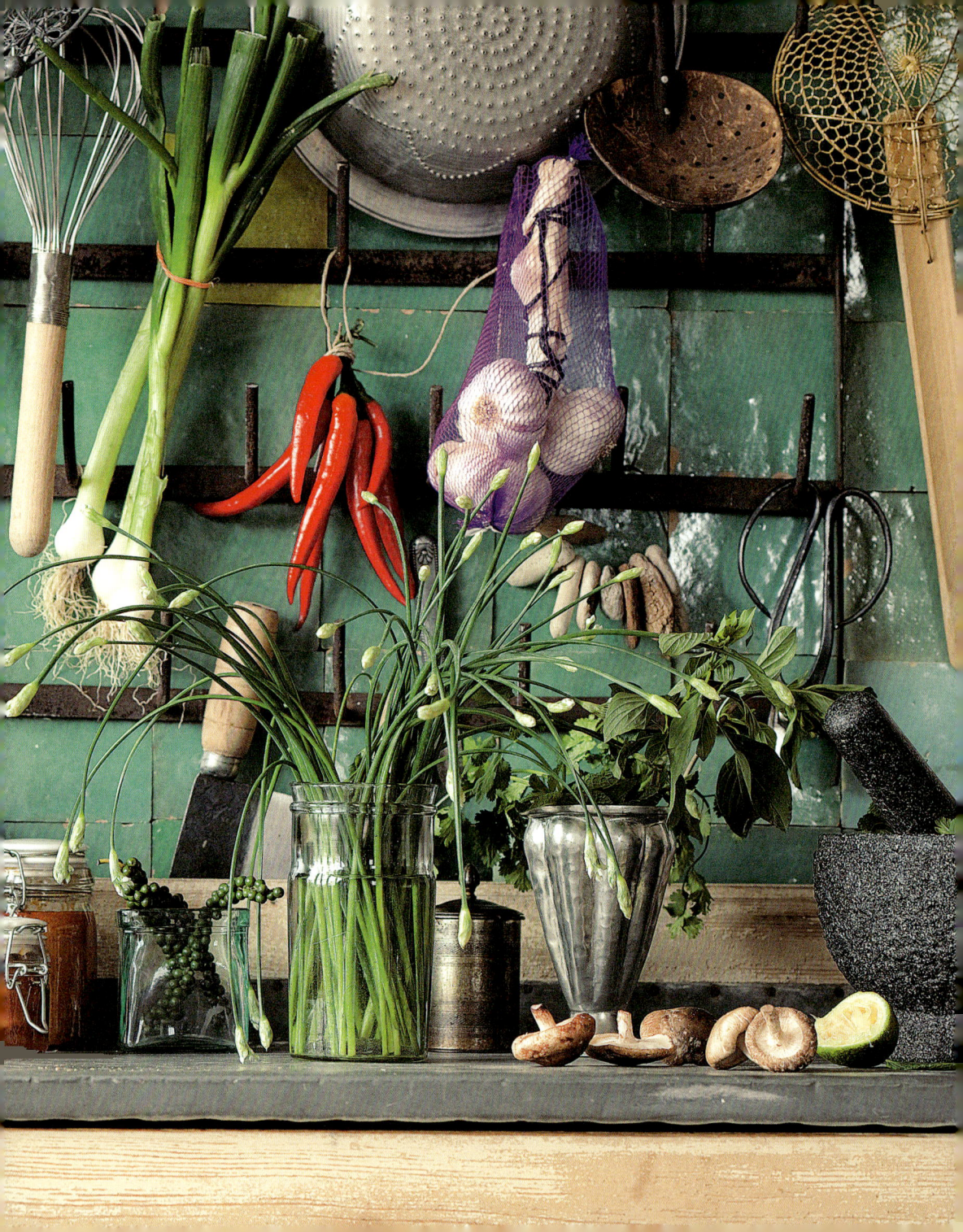

VEGAN FÜR EINEN MONAT – ODER MEHR

GENUG DER THEORIE! NUN BEGINNT DER SPASS IN DER KÜCHE. EGAL, OB SIE BEABSICHTIGEN, GANZ AUF VEGANE ERNÄHRUNG UMZUSTEIGEN, ODER EINFACH MAL AUSPROBIEREN, WAS DRAN IST AN DEM TREND: MIT EIN WENIG VORBEREITUNG KÖNNEN SIE GLEICH LOSLEGEN.

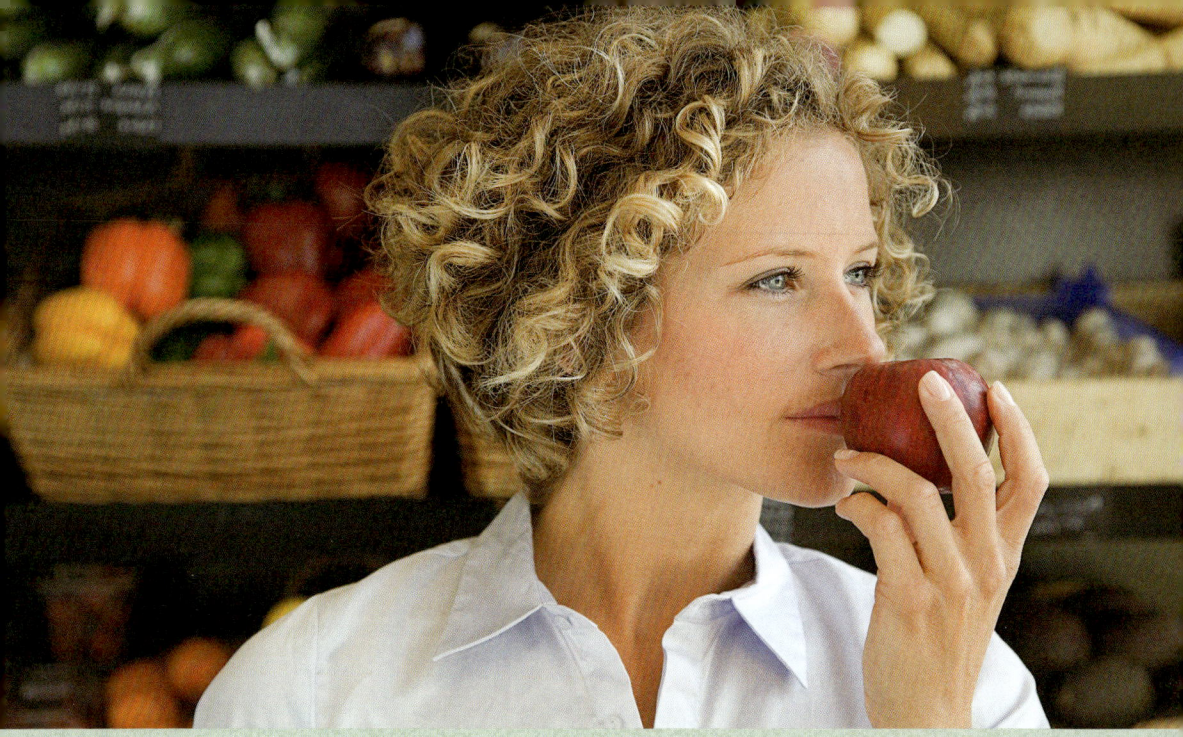

UMSTELLEN LEICHT GEMACHT

Für Ihren Umstieg auf vegane Ernährungs-weise können Sie alle Fleisch-, Geflügel-, Fisch- und Milchprodukte sowie Eier aus Ihren Vorräten entfernen und durch Fleischaufwertung in Form von pflanzlichen Eiweißträgern wie Tempeh, Seitan oder Lu-pine oder (fermentiertem) Soja ersetzen. Den Ausdruck »Fleischaufwertung« wähle ich, weil diese Produkte viel mehr und bes-ser sind als bloßer Ersatz. In gut sortierten Supermärkten und Bioläden finden Sie eine große Auswahl davon. Nutzen Sie die Ein-kaufsliste auf den Seiten 50/51, um sich mit veganen Grundlebensmitteln für die Rezep-te in diesem Buch einzudecken – von denen Sie vermutlich schon einige in Ihrem Vorrat haben. Die Tabelle auf Seite 46 zeigt Ihnen auf einen Blick, welche tierischen Lebens-mittel Sie durch rein pflanzliche und voll-wertige Produkte ersetzen können.

Aus Fleisch wird Vleisch

Veganes Fleisch, auch Vleisch genannt, ist in der Regel zarter als das tierische Produkt. Außerdem beinhaltet es keine oft auch Fleischessern unangenehmen und schnell mit Messer und Gabel aussortierten fleischlichen Nebenerscheinungen wie Fettränder, Sehnen, Knochen, Gräten oder auch Blutgefäße in Fleisch oder Fisch.

Reines Muskelfleisch ist inzwischen leicht zu imitieren, und das Ergebnis braucht sich auch geschmacklich keineswegs zu verstecken, von der besseren Verträglichkeit, den gesundheitlichen Vorteilen wie auch dem Verzicht auf unangenehme Völlegefühle nach den veganen Mahlzeiten ganz zu schweigen. Insofern spreche ich nicht von Fleischersatz, sondern von Fleischaufwertung. Denn dem Ersatz haftet der Beigeschmack des weniger Guten und des Verzichts an. Beim veganen Essen ist das Gegenteil der Fall. Es geht um eine Verbesserung auf ganzer Linie, von der Bekömmlichkeit der Zutaten bis zum Geschmack.

Tofu, Räuchertofu, Seidentofu

Tofu, der Quark aus Sojabohnen, ist ein guter Eiweiß- und Kalziumlieferant; noch gesünder ist er fermentiert. Er versorgt den Körper mit allen acht essenziellen Aminosäuren. Das sind Eiweißbausteine, die der Körper nicht selbst herstellen kann, aber lebensnotwendig sind.

Seit mehr als 4000 Jahren gilt die Sojapflanze in Asien als heilig. Kein Wunder, dient sie doch als Grundnahrungsmittel und ist aus den variationsreichen Küchen des Fernen Ostens als Basiszutat nicht wegzudenken. Von China ausgehend wurde die Kunst der Tofuherstellung später in kleinen japanischen Tofureien über Generationen weitergegeben und immer mehr verfeinert.

Die Sojabohnen werden zur Tofuherstellung über Nacht eingeweicht und unter Zugabe von reinem Quellwasser zermahlen. Zugleich werden die festen Faserstoffe und Schalen abgetrennt. Die so entstandene Milch wird gekocht und mit einem natürlichen Gerinnungsmittel (Meersalzextrakt) versetzt. Die Milch trennt sich, und in der Molke schwimmen weiße Tofuflocken. Dieser Tofu-Bruch wird in perforierte Kästen gefüllt und gepresst, damit die restliche Molke abfließen kann. Die große Tofuplatte wird in portionsgroße Stücke geschnitten. Diese kommen in ein Becken mit reinem Quellwasser, um darin auszukühlen. Anschließend wird er verpackt oder weiterverarbeitet. Tofu gibt es in verschiedensten Varianten: natur, geräuchert, mit Nüssen und Gewürzen oder als cremigen Seidentofu (für Desserts, Suppen und Saucen oder auch als feiner Ersatz für Eier).

Natur-Tofu schmeckt sehr neutral und wird in der Küche mariniert und gewürzt verwendet, während Räuchertofu einen herzhaften Geschmack in die Gerichte bringt.

Tempeh

Tempeh ist eine Art Sojakuchen und reich an Ballaststoffen, Eiweiß, Mineralstoffen sowie Isoflavonen, sogenannte Phytoöstrogene. Sojabohnen werden dazu enthülst, mit einer Pilzkultur (Rhizopus) vermengt, gekocht und dann ein bis zwei Tage erwärmt. So bildet sich eine feste Form. Durch die Fermentierung ist Tempeh bekömmlicher und gesünder als Tofu. Er duftet nach frischen Pilzen und hat eine bissfeste, weiche Konsistenz. Ideal ist er als Beilage, zum Anbraten, Marinieren oder Grillen

Seitan

Auch Seitan stammt aus der asiatischen Küche und wurde von buddhistischen Mönchen erfunden. Für seine Herstellung wäscht man die Stärke aus Weizen oder Dinkel aus. Das Klebereiweiß, das übrig bleibt (Gluten), ist faserig und schnittfest. Seitan lässt sich pur, paniert, gebraten, gekocht oder frittiert servieren. Man kann Seitan mit Weizeneiweißpulver ganz einfach selbst herstellen.

Lupine

Die Blaue Süßlupine (lupinus angustifolius) enthält in ihren Samen hochwertiges Eiweiß und viele Mineralstoffe. Während wertvolle Eiweißträger wie Hülsenfrüchte oft für Blähungen sorgen, ist dies bei Lupinen nicht der Fall. In den letzten Jahren hat man daraus Fleischersatz entwickelt, der genauso hergestellt wird wie Tofu. Es gibt Lupinenschnitzel, -tarteletts, -würstchen und -nudeln in Reformhäusern, Naturkostläden oder gut sortierten Supermärkten. Naturbelassene Lupinenprodukte eignen sich zum Marinieren, Braten, Überbacken, Grillen, als Füllung oder Brotaufstrich.

Milch-Alternativen

Auch für Milch und Produkte aus Milch stehen rein pflanzliche Alternativen zur Verfügung, die eine Erweiterung der geschmacklichen Vielfalt darstellen. Doch nicht immer ist ein geschmacklich ähnlicher Ersatz die beste Alternative. Häufig schmecken eigene vegane Rezepte noch besser als ein Imitat. Wer dazu zu wenig Zeit hat, findet im Handel auch eine große Auswahl.

Pflanzenmilch

Wie Milch aussehende Getränke, die aus Getreide oder Nüssen hergestellt werden, gibt es schon seit Jahrhunderten. Für Menschen mit einer Laktoseintoleranz, Gesundheitsbewusste und Veganer finden sich im Handel viele geschmackvolle Alternativen. In der EU müssen sie »Drinks« genannt werden, da der Begriff Milch geschützt ist. Für die Pflanzenmilch werden Getreide wie Hafer, Reis oder Hirse, Hülsenfrüchte wie Sojabohnen oder Lupinen oder Nüsse, aber auch Hanfsamen, Mandeln oder Kokosnüsse vermahlen und mit Wasser gekocht. Die milchähnliche Konsistenz entsteht durch

Fermentierung durch Enzyme und die Zugabe von Pflanzenöl. Vicle Pflanzendrinkgs lassen sich auch prima aufschäumen, etwa für Capuccino oder Latte macchiato.

Veganer Joghurt

Vegane Joghurtalternativen gibt es auf Sojabohnen- oder Kokosnussbasis im Bioladen oder im Reformhaus.

Veganer Käse

Köstliche, rein pflanzliche Käsealternativen gibt es als Schnitt- und Fonduekäse, als Aufschnitt- und Streukäse oder Frisch- und Streichkäse. Auf der Basis von Hefeflocken oder Sojamilch und der Zugabe von Nüssen und Gewürzen sowie dem Geliermittel Agar-Agar kann man auch selbst veganen Käse herstellen, der reich an B-Vitaminen ist (siehe Austauschtabelle, Seite 46).

Vegane Sahne

Pflanzliche Sahne zum Verfeinern beim Kochen gibt es auf Soja-, Reis-, Hafer-, Dinkel- und Kokosbasis und in den Varianten Schlagsahne und saure Sahne. Hafersahne beispielsweise flockt auch bei höheren Temperaturen nicht so leicht aus. Diese Produkte sind ideal zum Verfeinern von Puddings oder Cremes. Soja cuisine ist eine gute Alternative zu Crème fraîche, ebenso wie pürierter Seidentofu. Vegane Sahne kann man auch selbst herstellen. Die Zugabe von veganem Sahnesteif ist dabei empfehlenswert. Beim Kauf darauf achten, dass Fertigprodukte keine gehärteten Fette enthalten.

WICHTIG

SOJA: NUR MIT EINSCHRÄNKUNGEN EMPFEHLENSWERT

Soja ist nur empfehlenswert, sofern es nicht von genmanipulierten Pflanzen, sondern aus biologischem Anbau stammt. Die Tatsache, dass es den Östrogenspiegel hebt, wird von Frauen gern genutzt, um Wechseljahrbeschwerden im Zaum zu halten. Diese spielen bei Asiatinnen aufgrund ihres regelmäßigen Sojaverzehrs kaum eine Rolle. Des einen Freud ist des anderen Leid: Männer sollten zurückhaltend sein und nicht zu viel Soja verzehren. Kinder mit Soja- statt mit Kuhmilch aufzuziehen, kann zu abenteuerlichen Anstiegen des Östrogenspiegels führen und ist unbedingt zu vermeiden. Auch seelisch kann sich abnehmende Durchsetzungsfähigkeit bemerkbar machen. Zweimal Tofu pro Woche ist dagegen kein Problem, wobei fermentiertes Soja gesünder ist.

AUSTAUSCHTABELLE

Für jedes konventionelle Lebensmittel in der Allesesser-Küche
gibt es eine Fülle leckerer veganer Alternativen.

FLEISCH

- **Steaks / Schnitzel / Filet:** aus texturiertem Soja (Sojafleisch / Trockenware), Tofu, Seitan (aus Weizen oder, besonders empfehlenswert: aus Dinkel), Tempeh, Lupine
- **Hackfleisch / Geschnetzeltes:** Sojaschnetzel, Seitan, Tempeh, Lupine (geschnetzelt), Sojagranulat, Grünkern-, Linsen- oder Kichererbsenschrot
- **Geräuchertes:** Räuchertofu
- **Wurst:** Tofu- oder Seitanwürstchen

MILCH UND MILCHPRODUKTE

- **Milch:** Sojadrink (zum Kochen, Backen, für Müsli und Kakao), Hafer-, Hanf-, Mandel- oder Reisdrink
- **Butter:** vegane Butter oder Margarine, Pflanzenöle, Pflanzenfett zum Backen
- **Sahne:** aus Kokos-, Soja-, Reis- oder Hafermilch
- **Schlagsahne:** aus Soja- oder Kokosmilch
- **Joghurt / Quark:** Seidentofu, Kokosjoghurt, Sojajoghurt (einige Stunden in einem Sieb abtropfen lassen ergibt eine quarkähnliche Konsistenz)
- **Käse:** veganer Käse

EIER

- 2 TL (10 g) Ei-Ersatzpulver (Reformhaus) mit 40 ml warmem Wasser anrühren (bei einem Rezept mit mehr als 4 Eiern sind 3 Portionen Ei-Ersatz ausreichend); z. B. für Rührei oder Mehlspeisen
- Selbst gemachter Ei-Ersatz: 2 EL Mehl mit 1 EL Backpulver, 2 EL Sonnenblumenöl, 3 EL Wasser kräftig mit dem Pürierstab aufschlagen; ideal für Rührteig
- 2 EL Leinsamenschrot, mit 3 EL warmem Wasser angerührt; z. B. für Rührteig
- 1 EL Sojamehl (vollfett) mit 2 EL kohlesäurehaltigem Mineralwasser angerührt; für Rührteig oder Panade
- 75 g pürierter Seidentofu; z. B. für Mürbteig, Hefeteig oder Blätterteig

SONSTIGES

- **Geliermittel:** Agar-Agar
- **Bindemittel:** Johannisbrotkernmehl, Guarkernmehl, Kartoffelmehl, Kuzu, Maisstärke, Pfeilwurzelmehl
- **Honig (ist nicht vegan, enthält aber kein Tierprotein)** Dicksäfte, Ahornsirup, Reismalz, Reissirup, Rohrzucker oder Stevia

Was trinken Veganer?

Auch wenn Veganer über Pflanzennahrung schon eine größere Menge Wasser zu sich nehmen als Allesesser, wäre es gut, zusätzlich noch reichlich gutes Wasser zu trinken. Das gilt vor allem in den ersten Wochen der Umstellung und in Phasen, in denen noch Entschlackungs- und Reinigungsprozesse stattfinden und auch Gesundung ansteht. Besonders in letzterem Fall wären täglich zwei Liter ideal.

Kaffee

Kaffee ist vegan, wenn auch in größeren Mengen ein Kreislaufgift. Welche Pflanzendrinks Ihnen dazu am besten schmecken, können Sie ausprobieren. Zum Süßen ideal ist Rohrohrzucker oder auch Steviapulver.

Tee

Hier gibt es verschiedene köstliche Varianten für jeden Geschmack: Kräutertees sind koffeinfrei, schmecken warm und einige Sorten (zum Beispiel Pfefferminze) auch kalt. Dicksäfte oder Stevia geben Süße. Früchtetees mit Apfelstücken, Hagebutte, Orangenschale und Hibiskus sind erfrischend zwischendurch und gute Begleiter zum Essen. Im Sommer schmecken die fruchtigen Tees auch eisgekühlt.
Matetee stammt von einer Stechpalmenart aus Südamerika und enthält deutlich weniger Koffein als schwarzer Tee.

Rooibos, Rooibusch- oder Rotbuschtee wird wie Schwarztee verarbeitet und erhält dabei eine intensive rötlich-braune Farbe. Er schmeckt milder und etwas süß, enthält kein Koffein und wenig Bitterstoffe. Ayurvedische Tees sind oft Kräutermischungen mit Gewürzen wie Ingwer, Zimt oder Koriander und in der Regel koffeinfrei.

Alkohol

Aus meiner Sicht spricht nichts gegen einen hochwertigen, veganen Wein in Maßen und entsprechendes Bio-Bier. Allerdings ist darauf zu achten, dass der Wein eben vegan ist, nicht durch Gelatine gefiltert wurde und dass die Weinfässer nicht mit Hühnereiweiß ausgestrichen wurden.

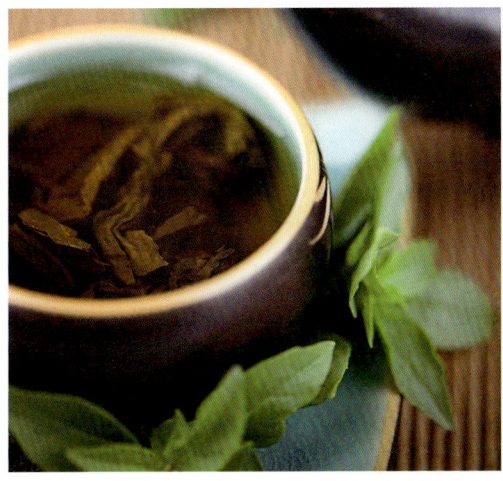

Seine Antioxidantien machen grünen Tee zu einem unschätzbaren Gesundheitshelfer.

Abwechslung macht Freude

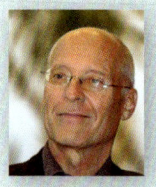

DIE RICHTIGEN ÖLE UND FETTE

Achten Sie auf eine gute Mischung an gesunden Fettsäuren. Gerade im Hinblick auf eine Alzheimer-Prophylaxe sind auch mittelkettige Fette wie Kokos- und Palmkernöl wichtig. Die Alzheimer-Forscherin Dr. Mary Newport empfiehlt anfangs einen Esslöffel pro Tag, um dann bis auf sechs zu steigern – allerdings nur im Fall von Alzheimer. Kokosöl schmeckt sehr gut und passt zu vielen Gerichten, so wie Olivenöl zum (veganen) Mozzarella. Die Herabsetzung von gesättigten Ölen wie etwa Palmkernfett und dafür nur auf einfach ungesättigte Fettsäuren wie aus Oliven- oder Rapsöl zu setzen, ist übertrieben. Auch sind erstere Öle und Fette gut zum Braten, Kochen und Backen. Hochungesättigte Fettsäuren, die über den Siedepunkt erhitzt werden, sind dagegen für viele ernährungsbedingte Schäden verantwortlich. Sie bleiben die erste Wahl beim puren Verzehr wie zum Salat, sollten aber beim Garen durch gesättigtere Öle ersetzt werden.

Das Ideal einer veganen Lebensweise besteht in hervorragend schmeckenden Mahlzeiten, die durch und durch gesund sind und so in einem ganzheitlichen Sinn die Lebensqualität verbessern. Natürlich werden wir daher in diesem Einsteiger-Programm – schon zum Kennenlernen – Lust machen aufs vegane Kochen und eine große Fülle abwechslungsreicher Gerichte bieten. Picken Sie sich aus dieser Fülle die kulinarischen Kreationen heraus, die sich für Ihren Geschmack und Ihr persönliches Wohlbefinden am besten bewähren. Aus diesen können Sie dann langfristig Ihren individuellen Speiseplan entwickeln. Natürlich kann auch das »Peace Food-Kochbuch« (siehe Anhang) noch vieles an kulinarischen Ideen bieten. Auf den nächsten Seiten finden Sie eine Einkaufsliste für den Basisvorrat, mit dem Sie vier Wochen lang kulinarisch zaubern können und die auf der Grundlage der Rezepte in diesem Buch erstellt wurde. Bitte beachten Sie beim Einkauf außerdem, dass alle pflanzlichen Lebensmittel wann immer möglich aus biologisch-ökologischem Anbau stammen sollten.

Wählen Sie grundsätzlich Vollkorn- statt Weißmehlprodukte. Sie sind wunderbar ballaststoffreich, eine Wohltat für den Darm. Und: Kaufen Sie immer Zutaten von (sehr) guter Qualität. Dann schmecken auch die einfachsten Gerichte wirklich gut.

Selbstversorgung erwünscht

Auf den nächsten Seiten haben wir eine Einkaufsliste für Ihren veganen Vorrat zusammengelistet. Je mehr Selbstversorgung Ihnen dabei möglich ist, desto besser. Auch hier gibt es leicht umsetzbare Lösungen, die den Gärtner oder die Gärtnerin in Ihnen ansprechen und hervorlocken und obendrein Kinder und das eigene innere Kind befriedigen.

Lebendige Nahrungsmittel

Auch auf dem kleinsten Balkon ist es möglich, im kleinen Stil gesunde Lebensmittel anzubauen und sein eigenes Peace Food in Töpfen und Kübeln wachsen zu lassen. Keimlinge lassen sich sogar in der eigenen Küche in fast beliebiger Auswahl züchten. Sie bieten eine unvergleichlich hochwertige Vitamin- und Nährstoffquelle, die nur etwas Wasser braucht, um aus Samen und Körnern wirkliche Vitalstoffwunder entstehen zu lassen. Außerdem ist das Sprossenlassen von Samen und Körnern die einfachste Methode, den Vitamin-Reichtum von Lebensmitteln zu steigern und damit die Nutzung des Wunders keimenden Lebens. Sprossen statt Körner zu essen, schmeckt mir persönlich auch viel besser. Sojabohnen enthalten zum Beispiel so gut wie kein Vitamin C, aber nach drei Tagen Keimzeit reichern sie plötzlich sehr viel von diesem wichtigen Immunhelfer an. Danach nimmt es wieder ab durch den Verbrauch der wachsenden Pflanze. Keimen wird damit zur effizientesten Vermehrung gesunder Nahrung, vorausgesetzt, man verwendet dazu sauberes Wasser. Vorrichtungen, um Keimprozesse in Gang zu bringen, sind einfach und günstig und im Haushaltwarenbedarf erhältlich.

Auch wenn das natürlich noch keine Klein-Landwirtschaft darstellt, lässt sich auf diese Weise doch vieles in eine gesunde und nahrhafte Richtung anstoßen. Hinzu kommt noch die große Freude, die das Selbstanbauen von essbaren Pflanzen Kindern wie Erwachsenen macht, weil man gleichsam beim Wachsen zusehen kann und so noch mehr Lust auf diese Art von lebendiger Ernährung bekommt.

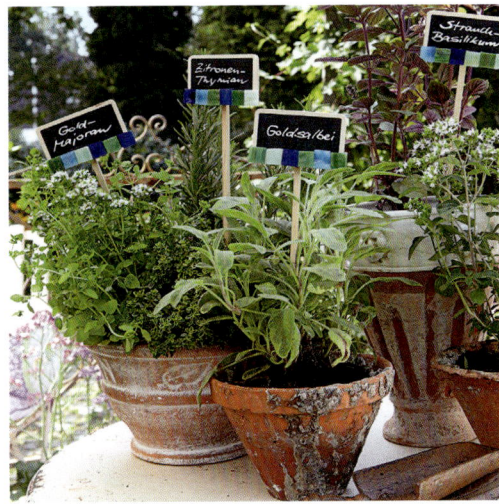

Frische Kräuter veredeln jedes Gericht mit ihren intensiven Aromen und Düften.

EINKAUFSLISTE FÜR PFLANZENESSER

Die meisten Gewürze und einige Grundzutaten für die vegane Küche werden Sie ohnehin im Haus haben. Damit Ihnen in den kommenden Wochen aber nichts fehlt, können Sie mit der folgenden Liste abchecken, was Sie noch für Ihr veganes Einsteigerprogramm besorgen müssen. Frische Zutaten wie Obst, Gemüse, Salate, Kräuter und Brot kaufen Sie bitte je nach Bedarf dazu.

NÜSSE, SAMEN, GETREIDE & MEHLE

- Sesamsamen, Pinienkerne, Mandeln, Haselnüsse, Cashewnüsse
- je 1 Packung Weizen-, Dinkel-, Reis-, Soja- und Kichererbsenmehl
- je 1 Packung Buchweizen, Bulgur, Gerste, Dinkelkörner, Grünkernschrot, Vollkorn-Couscous, Quinoa, Polenta
- je 1 Packung Basmati- und Vollkornreis

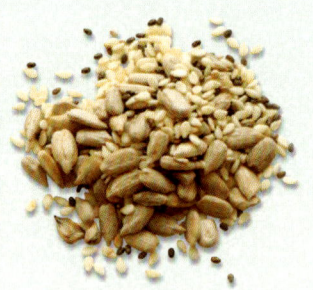

GEWÜRZE

- Salz, schwarzer Pfeffer aus der Mühle, grobes Meersalz
- Zucker, Stevia
- Puderzucker
- 1 Flasche Agavendicksaft oder Ahornsirup
- Backpulver
- Cayennepfeffer, Kümmelpulver, Kurkuma, Majoran, Muskatnuss, Paprikapulver, Gyrosgewürz, Kardamom, Koriandersamen, Oregano, Thymian, Zimtpulver, Vanilleschoten
- 1 Glas gekörnte Gemüsebrühe

ÖLE, ESSIGE, WÜRZSAUCEN

- Pflanzenöle (bestes Olivenöl, Sesamöl, Erdnussöl, Kokosöl)
- dunkler und weißer Balsamicoessig
- Weißwein-, Rotwein- oder Apfelessig
- 1 Flasche Sojasauce

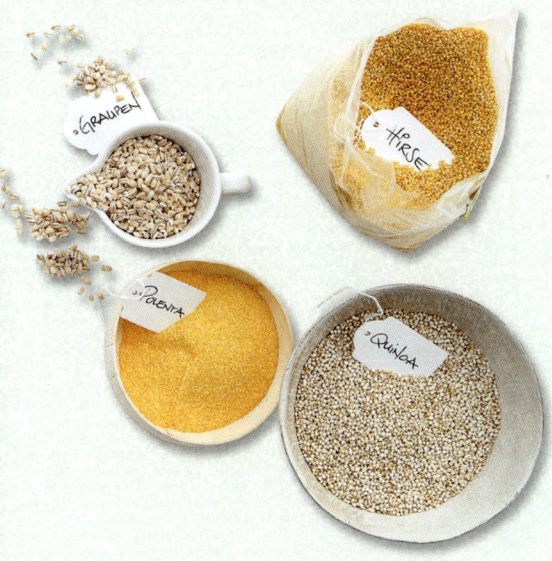

- je 1 Glas getrocknete Tomaten, Cornichons, Basilikumpesto (vegan)
- Zwiebeln, Knoblauch, Ingwer, Kartoffeln
- je 1 Packung kleine Nudeln (ohne Ei), Tagliatelle, Vollkorn-Spaghetti
- 1 Packung Sojaschnitzel (Trockenware)
- 1 Packung Semmelbrösel (Dinkel)
- 1 Packung Hefeflocken
- 1 Packung Rosinen
- 1 Packung Cornflakes (ungesüßt)
- Nuss-Nugat
- Zartbitterschokolade
- Agar-Agar

KÜHLSCHRANK- UND TK-VORRAT

- je 1 Packung Räuchertofu, Tofu (natur), Seidentofu, Tofuwürstchen
- 1 Packung Tempeh
- Lupinensteaks
- vegane Butter
- Kokosfett
- veganer Streukäse
- Sojafrischkäse
- Sojajoghurt
- Sojadrink
- Sojasahne
- Haferdrink
- Hafersahne (Hafer cuisine)
- Mandelmilch
- Margarine (z. B. Alsana)
- Bio-Hefewürfel
- TK-Beeren
- TK-Blattspinat
- TK-Erbsen

- 1 Flasche Ketchup, BBQ-Sauce, süß-scharfe Sauce, Balsamicocreme
- 1 Glas scharfer Senf (z. B. Dijon)
- 1 Tube Tomatenmark
- 1 Flasche Tamari
- Wasabipaste
- Currypaste (grün)
- Chilipaste
- Tahin

SCHRANKVORRAT

- 1 Packung Speisestärke (z. B. Kuzu)
- je 1 Packung Castelluccio- oder Berglinsen und Belugalinsen
- Basic-Konserven (Tomaten ganz, stückig; weiße Bohnen; Kidneybohnen; Kichererbsen; Kokosmilch; Mais)

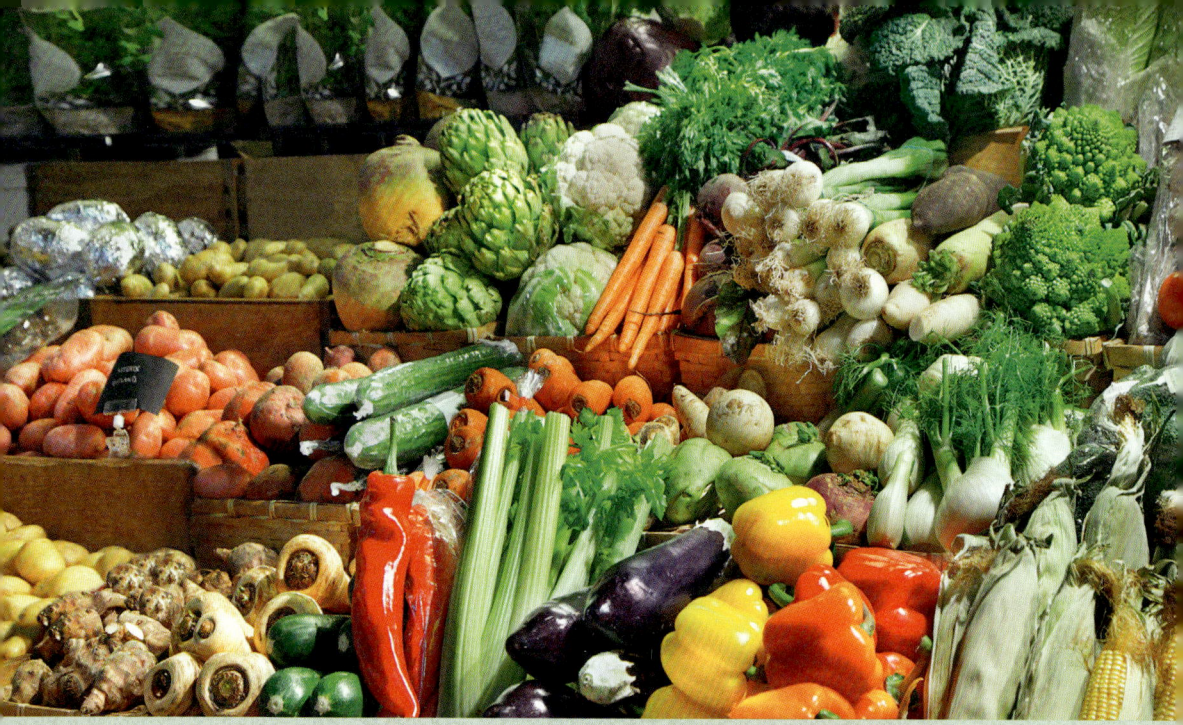

DAS 4-WOCHEN-PROGRAMM

Bestimmt sind Sie jetzt schon neugierig, was Sie in der nächsten Zeit an kulinarischen Erlebnissen erwartet. Um Ihnen die Umstellung so leicht wie möglich zu machen, werden Sie in der ersten Woche im Grunde genau so weiter essen können wie bisher, auch fast täglich Vleisch, wenn Sie Lust darauf haben – mit dem kleinen Unterschied, dass sich allein dadurch die Qualität Ihres Essens dramatisch steigern wird. So schaffen

Sie – vielleicht ohne es anfangs zu merken – den Schritt von Nahrungs- zu echten Lebensmitteln.

Beginnen Sie idealerweise mit Ihrem veganen Einsteigerprogramm an einem Samstag. So haben Sie Zeit genug einzukaufen, Ihre Vorratshaltung anzupassen und sich ein Wochenende lang intensiv mit den neuen Rezepten zu befassen. Jeden Tag gibt es ein leichteres, kleineres Gericht und ein üppigeres, gut sättigendes. Wann Sie welche Mahlzeit einnehmen wollen, hängt ganz von Ihrer Tagesplanung und Ihren individuellen Bedürfnissen ab.

Vegan essen – Tag für Tag

Sie werden dem Programm leicht folgen können, denn es umfasst Gerichte, die Ihnen teilweise bekannt vorkommen dürften, nur dass andere Zutaten verwendet werden. Die für dieses Buch kreierten Rezepte stammen zur guten Hälfte von meiner Lieblingsköchin Dorothea Neumayr und von Catherine Scheitterlein und Denis Salamon. Sie zeigen Ihnen, wie Sie von Anfang an geschmacklich gewinnen, sobald Sie auf Tierprodukte verzichten. Es geht hier um eine im wahrsten Sinn des Wortes »anmachende« Kost, die fitter und gesünder macht.

MEIN PERSÖNLICHER TIPP

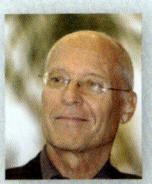

ESSEN UNTERWEGS
Vegane Gerichte in Kantinen gibt es noch nicht allzu häufig. Am sichersten gehen Sie (auch im nicht-veganen Restaurant) mit Gemüsegerichten und Salaten. Auch fruchtige Desserts oder Obst sind empfehlenswert.

> # Eure Medizin sei eure Nahrung, eure Nahrung eure Medizin.
> HIPPOKRATES

Von morgens bis abends

Ab Seite 58 finden Sie eine kleine, feine Auswahl an gesunden veganen Früstücksrezepten, die schnell zuzubereiten sind. Natürlich können Sie morgens auch veganes Brot, Brötchen und Toast in Kombination mit veganen Aufstrichen, fruchtigen Konfitüren und Marmeladen essen.

Im Reformhaus oder im Bioladen bekommen Sie eine Vielzahl an herzhaften und pikanten veganen Aufstrichen. Süße, fruchtige Aufstriche lassen sich zudem mit saisonal geernteten Früchten einfach selbst herstellen und leicht bevorraten.

Nach meinen Erfahrungen sind die Essenspausen – gleichsam die Fastenzeiten – ähnlich wichtig für den Organismus wie die Essenszeiten, um den Verdauungstrakt nicht zu überfordern, sondern ihm im Gegenteil dringend benötigte Ruhezeiten zu gönnen. Ein Rezept pro Tag ist immer kleiner und leichter. Zudem lassen sich einige sehr gut am Vortag zubereiten und dann anderntags ins Büro oder in die Arbeit mitnehmen.

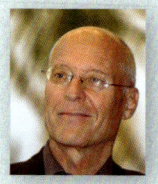

FASTEN ALS EINSTIEG

Ein wundervoller Start ins Peace-Food-Leben ist eine Fastenwoche. Sie beendet das alte Leben mit einem Großputz und erleichtert den Einstieg ins vegane (Da-)Sein noch mehr. Leichte vegane Kost ist natürlichauch die ideale Aufbaunahrung nach dem Fasten. Für unser körperliches Wachstum und sämtliche Reparaturprozesse ist das sogenannte Wachstumshormon HGH (Human Growth Hormone) entscheidend, das auch die Stimmung aufhellt. HGH wird erst nach einer Fastenzeit von etwa zehn Stunden ausgeschüttet. Aus diesem Grund fühlen sich die meisten Fastenden so wohl. Diese aufgeräumte, gehobene Lebensstimmung, begleitet von Impulsen des Ordnungschaffens und Reinigens, ist typisch für einen Überfluss an HGH. Nun lässt sich dieser Effekt auch täglich erreichen, wenn Sie nachts für eine mindestens zwölfstündige Fastenzeit sorgen. Dazu essen Sie um 19 Uhr zu Abend und erst anderntags nicht vor 7 Uhr morgens wieder.

Abends leicht genießen

Abends ist grundsätzlich eine besonders leichte Kost zu empfehlen, die Stoffwechsel und Schlaf nicht belastet. Das ergibt sich fast von selbst, da vegane Gerichte in der Regel besser bekömmlich sind. In unserem Programm haben Sie aber immer die Wahl. Wenn Sie nach einem langen Tag abends gerne etwas üppiger speisen möchten, wählen Sie das entsprechende Gericht. Auch diese größeren Mahlzeiten belasten den Stoffwechsel kaum. Vor allem wäre aber darauf zu achten, nach dem Abendessen keinerlei Knabbereien mehr zu nehmen, sondern – gut gesättigt – zu fasten und so das Frühstück zum Breakfast, also zum Fastenbrechen zu machen. Das hat den großen Vorteil, dass der Körper mehr Wachstumshormon produziert, das eine aufgeräumte Stimmung bewirkt und die körpereigenen Fettdepots leeren hilft.

So funktioniert das Programm

Steht in der ersten Woche noch fast täglich Vleisch auf dem Programm, wird es in der zweiten Woche an fünf Tagen eine Fleischaufwertung in Form von Tofu, Seitan, Tempeh oder anderen veganen Leckereien geben. Natürlich können Sie auch noch länger beim Programm der ersten Woche bleiben oder nach Belieben durch Rückgriffe auf Rezepte der ersten Woche für Variationen Ihrer Vleischgerichte sorgen. Ansonsten kommen in Woche zwei schon mehr die Schmankerl der echten Pflanzenküche zum Tragen. Jetzt wechseln Sie zur wahren Kunst des Kochens, dem kreativen Umgang mit Kräutern und Gewürzen und der wachsenden Lust an zugleich schönem und wohlschmeckendem Essen.

Neue Küchenwelten entdecken

In der dritten Woche sind Sie dann schon sicher auf dem Weg und können nach Belieben auch weiter aus dem Repertoire der beiden Vorwochen schöpfen. Das Zubereiten wird Ihnen nun schon viel leichter von der Hand gehen, wahrscheinlich sogar schon richtig Freude bereiten. Die frischen Gemüse, Kräuter, Salate und Früchte sind einladend und anmachend zugleich. In Woche drei werden die Vleischrationen außerdem nochmals um eine reduziert.

Ganz einfach in Form bleiben

Was Sie nun erfreut feststellen werden, ist ihr guter Zustand. Ihre Muskeln sind gut in Form, weil Sie bei diesem Programm genug hochwertiges Eiweiß bekommen. Zweitens fühlen Sie sich wohler und beweglicher. Das hängt natürlich auch mit den durch die gesunden Nährstoffe in Gang gekommenen Aufräumarbeiten in den Gelenken zusammen. Letzteres wird Ihnen mehr Bewegungslust vermitteln. Die zunehmende Verflüssigung Ihres Blutes wird einen längeren Atem schenken, in jeder Hinsicht.

Erfolgreiche Umstellung

Allmählich werden Sie nun bereits freier von unseren »Vorschriften« und haben vielleicht im Lauf der ersten Wochen schon eigene vegane Vorlieben entwickelt. Ab jetzt bietet Ihnen unser Programm eine Fülle an wunderbar inspirierenden, rein pflanzlichen Rezepte, die auch ganz ohne Vleisch auskommen. Andererseits haben Sie nun aus den ersten drei Wochen auch ein schönes Repertoire an Möglichkeiten und feinen Gerichten, aus denen Sie je nach Lust, Laune und individuellem Geschmack immer wieder mehr Fleischaufwertung einstreuen können oder sie weglassen.

Die vierte Woche in diesem veganen Einsteiger-Programm dient Ihrer Stabilisierung und zugleich Ihrer kulinarischen Repertoire-Erweiterung. Nehmen Sie die Rezepte als Vorschläge für die Verfestigung Ihres neuen Lebensstils, mit denen Sie – in der neu gewonnenen Leichtigkeit – auch ruhig spielen können. Dieser Abschluss macht Ihren ersten veganen Monat komplett. Jetzt geht es nur noch darum, sich selbst und dieses neue, wunderbare Lebensgefühl aus vollen Zügen – und nach Belieben auch weiterhin – zu genießen.

Nach all den Jahren der Psychotherapie und Beratung weiß ich bis heute nichts Vergleichbares, was wir für unser eigenes Seelenheil und das unserer Mitmenschen und -geschöpfe tun könnten. Nehmen wir das vegane Leben als Werkzeug des Friedens an!

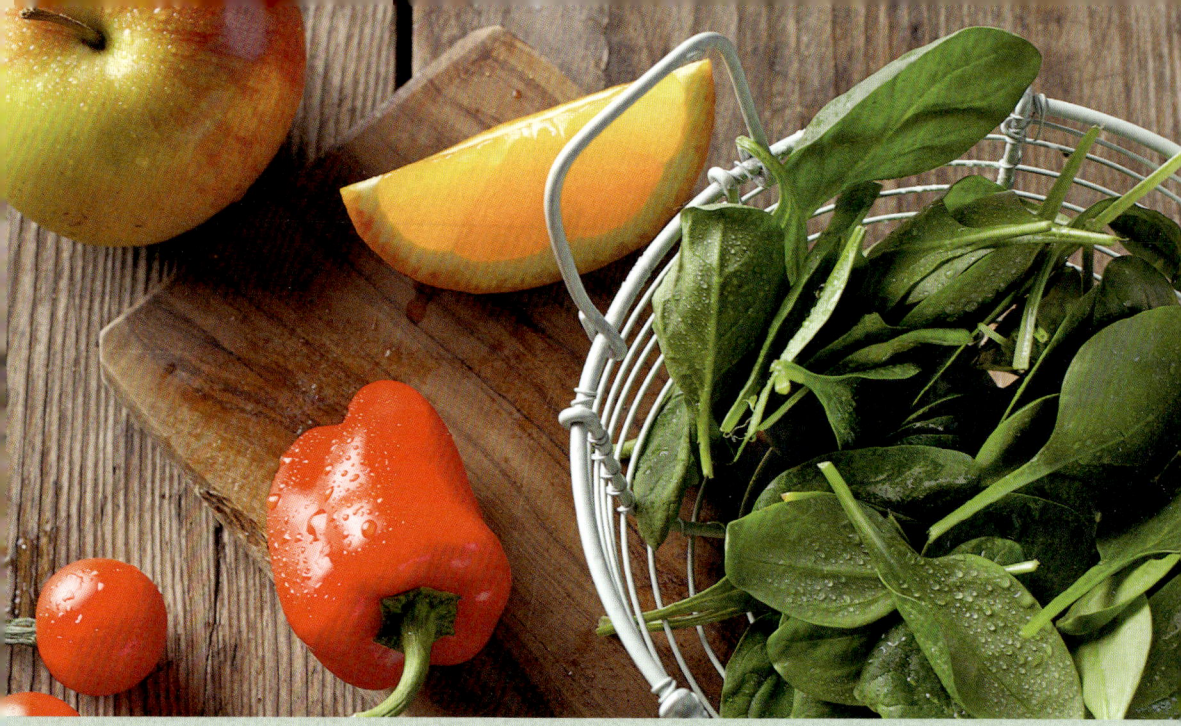

DIE REZEPTE

Sie werden auf den nächsten Seiten ganz schnell feststellen können, dass die vegane Küche weder kompliziert noch langweilig ist, denn es gibt so viel zu entdecken und auszuprobieren. Lassen Sie sich weiter begeistern und Ihre Fantasie spielen und erforschen Sie neue kulinarische Welten, und: Lernen Sie altbekannte Klassiker in neuem, veganem Gewand kennen. Unsere Rezepte helfen Ihnen dabei, einen einladenden wunderbaren Lebensstil zu entwickeln. Sehen Sie dabei unsere kulinarischen Kreationen als Anregungen und variieren Sie nach Ihren persönlichen Vorlieben Gemüse, Kräuter und Gewürze. Experimentieren Sie nach Lust und Laune und entwickeln Sie so im Lauf der Zeit Ihre eigene vegane Küche. Wir wünschen Ihnen viel Spaß beim Nachkochen und Ausprobieren und viele großartige Geschmackserlebnisse!

Kleine Kau-Schule

Die allermeisten Menschen nehmen mit veganer Vollwerternährung tatsächlich bis zu ihrem Idealgewicht ab, lediglich beim Kauen werden sie an Intensität zulegen müssen. Pflanzen sind die ballaststoffreichsten Lebensmittel und verlangen eine ungleich bessere Aufschließung.

Diese erfolgt zuerst im Mund, dem ersten Verdauungsorgan, durch das Kauen. Ganze medizinische Richtungen bauen auf gutem Kauen auf. Das sogenannte »mayrn« nach der Kur des österreichischen Arztes Franz-Xaver Mayr oder das »fletcherizing« nach dem US-amerikanischen Arzt Horace Fletcher bedeuten im Wesentlichen gründliches, geduldiges Kauen. Beide Richtungen zeitigen als regelrechte Kauschule verblüffende gesundheitliche Effekte, insbesondere die bessere Verwertung der Nahrung. Natürlich essen heißt gut kauen.

Vor allem aber bleibt flüssig gekauter Nahrung das ausgedehnte Magensäurebad erspart, das im Magen verbleibendem Nahrungsbrei sicher ist. Dabei wird tierisches Eiweiß ähnlich wie durch Kochen und Braten denaturiert. Dieses lateinische Wort macht etwas sehr deutlich: Die Vorsilbe »de« zeigt die Richtung: weg von der Natur. Erhitzte Nahrung und insbesondere Tiereiweiß sind eben weit weg von der Natur. Beides wird aus diesem Grund von Rohkost-Anhängern auch mit Erfolg für das eigene Wohlbefinden gemieden. Wer nun pflanzliches, noch lebendiges Eiweiß aus Früchten und Gemüse möglichst flüssig kaut, nimmt es in seiner ganzen Vollwertigkeit auf. Nebenbei entstehen so regelrechte Glücksgefühle durch das gründliche Kauen. Und: Wer sein Essen gut kaut und verdaut, verdaut auch sein Leben gut.

TIPP

HILFEN BEI HEISSHUNGER

Anfangs kann es, besonders bei Menschen, die bisher deutlich schwerere Mahlzeiten gewohnt waren, zu Hunger und Appetit zwischendurch kommen. In diesen Fällen behelfen Sie sich am besten mit reichlich Wasser oder Tee, welche den Magen füllen und beruhigen. Gute Varianten für den Stoffwechsel schonende Zwischengerichte sind auch Sojajoghurt (gerne mit Leinsamen oder anderen Saaten) oder Rohkoststicks zum Knabbern. Eine Handvoll Nüsse ist zwar sehr fettreich, macht aber auch glücklich und sorgt für eine Extra-Portion hochwertiges pflanzliches Eiweiß. Wenn Sie sich außerdem an Ihre neuen Mahlzeitenzusammenstellungen gewöhnt haben, wird sich der Heißhunger wie von selbst auflösen.

WÜRZIGES RÜHREI

100 g Seidentofu | ½ EL Sojadrink | ½ TL Kurkuma | 1 Msp. Paprikapulver, edelsüß | Salz | schwarzer Pfeffer aus der Mühle | 1 kleine Frühlingszwiebel | 2 kleine Tofuwürstchen | 1 EL Rapsöl | 2 Scheiben Toastbrot

Für 2 Personen | ca. 20 Min. Zubereitung

1 Den Seidentofu mit einer Gabel in ca. 2 cm kleine Stücke zerzupfen und in einen tiefen Teller geben. In einer Schüssel den Sojadrink mit den Gewürzen verrühren und über den Tofu gießen. Ca. 10 Min. ziehen lassen.

2 Die Frühlingszwiebel putzen, das letzte Stück vom Grün abschneiden, den Rest fein hacken. Die Tofuwürstchen in feine Scheiben schneiden.

3 In einer Pfanne das Öl erhitzen. Frühlingszwiebeln und Würstchen darin ca. 4 Min. anbraten und herausnehmen. Dann die Tofumasse in der Pfanne ca. 4 Min. anbraten, bis sich eine braune Kruste bildet. Würstchen wieder dazugeben und unter Rühren mitbraten. Das Rührei auf zwei Tellern anrichten und mit den Toastbrotscheiben servieren.

VARIANTE

Das Rührei schmeckt auch ohne Würstchen sehr gut – stattdessen ein paar Kirschtomaten mitschmoren!

TOFUCREME MIT BEEREN

150 g Sojajoghurt | 200 g Seidentofu | 2 EL Ahornsirup | 200 g frische Beeren der Saison (z. B. Erdbeeren, Himbeeren, Johannisbeeren) | Puderzucker

Für 2 Personen | ca. 10 Min. Zubereitung | 30 Min. Kühlzeit

1 Den Sojajoghurt mit dem Seidentofu und dem Ahornsirup in ein hohes Gefäß geben und mit dem Stabmixer fein pürieren. Für ca. 30 Min. in den Kühlschrank stellen.

2 Die Beeren verlesen, evtl. von den Stielen befreien und auf einem Sieb vorsichtig abspülen. Ein paar davon für die Garnitur beiseitestellen.

3 Die Hälfte der Tofucreme auf 2 Schälchen verteilen, die Beeren daraufstreuen und mit der übrigen Creme bedecken. Mit den beiseitegestellten Beeren garnieren. Nach Belieben Puderzucker darüberstreuen.

VARIANTE

Wenn Sie ein paar Löffel Knuspermüsli unter die Creme schichten, bekommt sie ganz schnell mehr »Biss«.

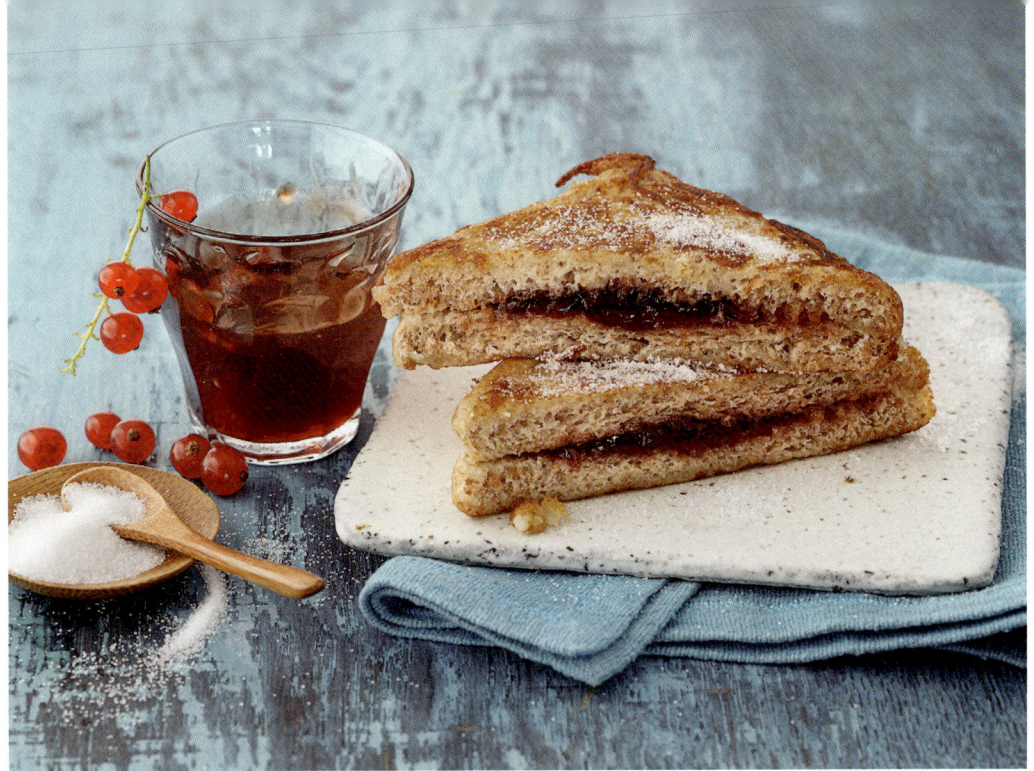

FRENCH TOAST

¼ Banane | 175 ml Haferdrink | 30 g helles Weizenmehl | 1 Prise Zimt | ½ TL Hefeflocken | ¼ TL Backpulver | 4 Scheiben Toastbrot | rote Johannisbeermarmelade | Pflanzenöl zum Ausbacken | Zucker

Für 2 Personen | ca. 20 Min. Zubereitung

1 Die Banane schälen und mit dem Haferdrink, Mehl, Hefeflocken, Zimt und Backpulver in ein hohes Gefäß geben. Mit dem Stabmixer fein pürieren und ca. 5 Min. quellen lassen.

2 2 Scheiben Toastbrot mit Marmelade bestreichen und mit je 1 Toastscheibe belegen.

3 Das Öl ca. 1 cm hoch in eine tiefe Pfanne gießen und erhitzen. Die Toastscheiben durch die Haferdrinkmasse ziehen und in dem Öl in ca. 5 Min. goldbraun backen, wenden und den Vorgang wiederholen. Auf Küchenpapier entfetten und nach Belieben mit Zucker bestreuen.

DAZU SCHMECKT

Köstlich zu diesem feinen Frühstück ist ein frisches warmes Apfel- oder Birnenkompott.

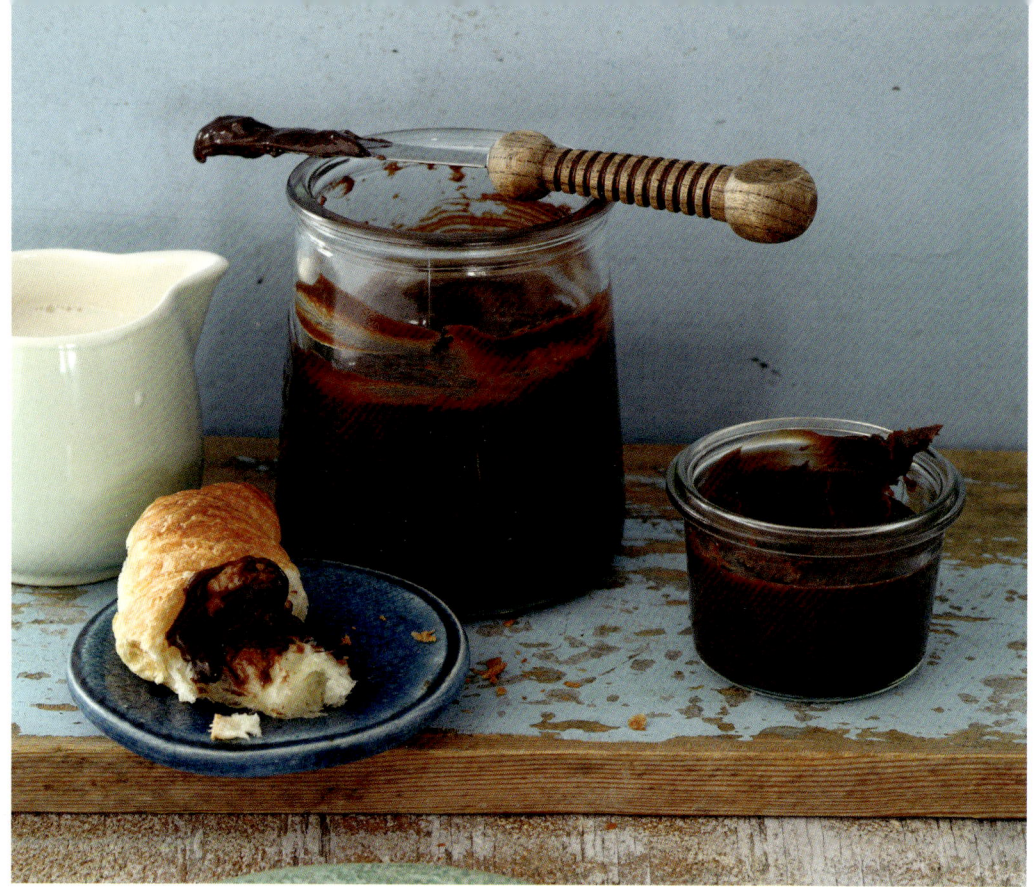

NUSS-NUGAT-CREME

½ Vanilleschote | 50 g Bio-Margarine |
100 g Zartbitterschokolade | 150 g Nuss-
Nugat | 1 Prise Salz | 100 ml Mandelmilch

Für 2 Schraubgläser à 200 g |
15 Min. Zubereitung

1 Vanilleschote längs mit einem scharfen Messer halbieren und das Mark mit dem Messerrücken herauskratzen. In einem Topf die Margarine mit der Zartbitterschokolade schmelzen und
mit einem Schneebesen cremig rühren. Unter
weiterem Rühren den Nugat dazugeben und alles mit einer Prise Salz und Vanillemark würzen.
Den Mandeldrink unterrühren und die Mischung
bei schwacher Hitze ca. 5 Min. köcheln lassen,
dabei immer wieder umrühren.

2 Die Masse in ein hohes Gefäß geben und mit
einem Stabmixer ca. 3 Min. pürieren. In sterilisierte Schraubgläser füllen, über Nacht kalt stellen und erstarren lassen.

PIKANTER »LEBERWURST«- AUFSTRICH

je ½ Bund glatte Petersilie und Koriander |
1 Zwiebel | 3 EL Margarine | 3 TL getr. Majoran |
1 Dose Kidneybohnen | 150 g Räuchertofu |
Salz | schwarzer Pfeffer aus der Mühle |
½ TL Kreuzkümmelpulver

Für 2 Schraubgläser à 200 g |
20 Min. Zubereitung

1 Die Kräuter waschen, trocken schütteln, abzupfen und beiseitestellen. Die Zwiebel abziehen und fein würfeln. 1 EL Margarine in einer Pfanne erhitzen und die Zwiebeln darin unter Rühren glasig dünsten. Majoran untermischen und kurz mitdünsten.

2 In einem Topf 2 EL Margarine schmelzen, vom Herd ziehen und abkühlen lassen. Die Kidneybohnen auf ein Sieb geben und abspülen. Den Tofu würfeln. Die Bohnen, den Tofu und das Zwiebelgemisch in ein hohes Gefäß geben und mit dem Stabmixer fein pürieren. Dabei die flüssige Margarine nach und nach zugeben. Anschließend kräftig mit Salz und Pfeffer würzen. Die Kräuter und den Kümmel dazugeben und nochmals gut mixen.

3 Den Leberwurst-Aufstrich in sterilisierte Schraubgläser füllen und gut verschließen.

TOFUAUFSTRICH MIT TOMATEN UND CHILI

½ Zwiebel | 200 g Tofu (natur) | 20 g getr. Tomaten (Glas) | 3 kleine grüne Chilischoten (mild) | je ½ Bund Petersilie und Koriander |
2 EL Olivenöl | 1 TL Kurkuma | Salz | schwarzer Pfeffer aus der Mühle

Für 2 Schraubgläser à 200 g |
15 Min. Zubereitung

1 Die Zwiebel abziehen und fein würfeln. Den Tofu in eine flache Schüssel oder einen tiefen Teller geben und mit einer Gabel zerdrücken. Die Tomaten klein schneiden. Chilischoten waschen, längs halbieren, entkernen und in kleine Stücke schneiden. Dazu evtl. Einmalhandschuhe verwenden. Die Petersilie und den Koriander waschen, trocken schütteln, abzupfen und die Blättchen fein hacken.

2 Das Öl in einer Pfanne erhitzen und die Zwiebeln darin unter Rühren glasig dünsten. Den Tofu unterrühren und bei mittlerer Hitze bräunlich anbraten. Mit Kurkuma, Salz und Pfeffer würzen. Die Tofumischung mit den Tomatenstückchen, Chiliwürfeln, Zitronenabrieb und Kräutern in ein hohes Gefäß geben und mit dem Stabmixer pürieren. In sterilisierte Schraubgläser füllen und gut verschließen.

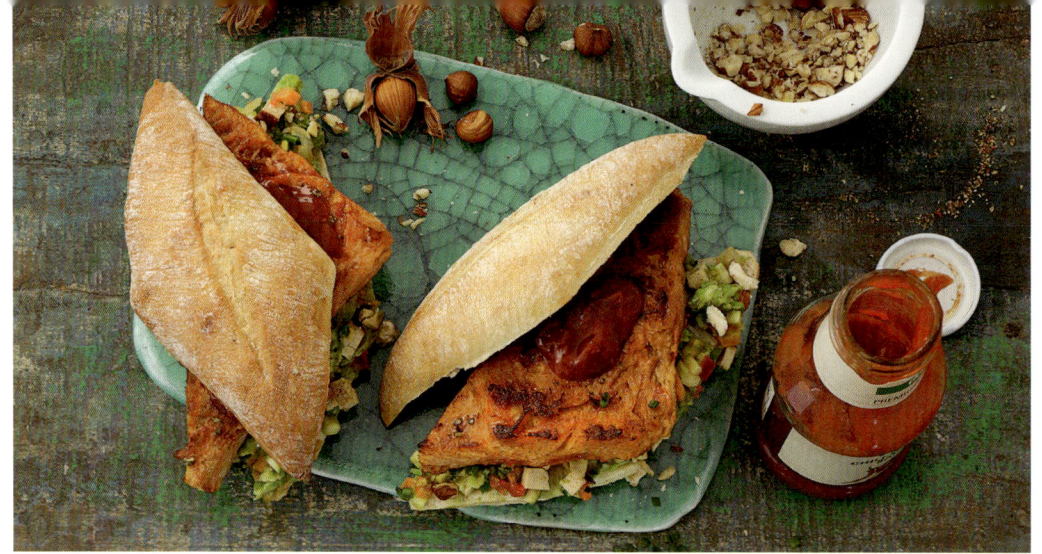

STEAK-SANDWICH

2 Brötchen | 1 l Gemüsebrühe | 3 EL Soja-
sauce | 1 Pck. Sojaschnitzel (Trockenware) |
4 EL Zigeunersauce (oder BBQ-Sauce) |
4 EL Olivenöl | 1 Zwiebel | 2 Möhren | 50 g
Zucchini | 80 g Tomaten | 50 g Räuchertofu |
1 Avocado | ½ Bund Schnittlauch | 4 Hasel-
nüsse | Salz | schwarzer Pfeffer aus der Müh-
le | 1 Prise Cayennepfeffer | 1 TL Gemüsebrühe
(Pulver) | 1 EL Ketchup

Für 2 Personen | 30 Min. Zubereitung

1 Die Brötchen quer mit dem Brotmesser halbieren und auf zwei Teller legen.

2 Gemüsebrühe und Sojasauce in einen Topf
geben. Steaks einlegen und zum Kochen bringen. Vom Herd nehmen und ca. 15 Min. ziehen
lassen. Die Steaks ausdrücken, in der Mitte
durchschneiden und mit Zigeunersauce bestreichen. 3 EL Öl in einer Pfanne erhitzen, die
Steaks darin bei mittlerer Hitze goldbraun braten und beiseitestellen.

3 Für den Aufstrich die Zwiebel abziehen und
klein würfeln. Das Gemüse waschen. Möhren
schälen, Tomaten entstielen und beides wie
auch den Tofu klein würfeln. Avocado halbieren,
entkernen, das Fruchtfleisch auslöffeln und mit
einer Gabel zermusen. Schnittlauch waschen,
trocken schütteln und fein schneiden. Nüsse in
einem Mörser klein drücken.

4 1 EL Öl in einer Pfanne erhitzen. Gemüse und
Tofu darin 10 Min. unter Rühren anbraten.
Avocadomus unterrühren. Mit Salz, Pfeffer, Cayennepfeffer und Brühepulver würzen. Die Nüsse untermischen und die Füllung auf je 1 Bröt-
chenunterhälfte streichen. Schnittlauch darüberstreuen und je 2 Schnitzelhälften darauflegen.
Die obere Hälfte nach Belieben mit Ketchup bestreichen und das Sandwich damit bedecken.

SOJASCHNETZEL IN PILZRAHM

300 ml Gemüsebrühe | 2 EL Sojasauce | 100 g Sojaschnetzel | 7 – 8 EL Öl | 3 EL Gyrosgewürz | 1 Zwiebel | 2 mittelgroße Möhren | 125 g Basmatireis | 1 TL Kurkuma | 1 TL Salz | schwarzer Pfeffer aus der Mühle | 250 ml Gemüsebrühe | 100 g Pilze (z. B. Champignons, Egerlinge) | 100 ml Weißwein | 250 ml Sojasahne | 100 ml Sojadrink | 1 Handvoll Erbsen (TK) | ½ TL Gemüsebrühe (Pulver)

Für 2 Personen | 35 Min. Zubereitung

1 Die Gemüsebrühe mit der Sojasauce in einen Topf geben. Die Schnetzel einstreuen und bei starker Hitze zum Kochen bringen. Vom Herd ziehen und ca. 15 Min. quellen lassen, anschließend ausdrücken. Die Schnetzel in eine Schüssel geben und mit 3 – 4 EL Öl sowie 2 EL Gyrosgewürz ca. 5 Min. marinieren.

2 Inzwischen die Zwiebel abziehen und klein würfeln. Die Möhren waschen, schälen und auf der Vierkantreibe in Streifen hobeln

3 Den Reis auf einem Sieb abspülen. 2 EL Öl mit Kurkuma und Salz in einen Topf geben, erhitzen und den Reis zugeben. 1 – 2 Min. bei mittlerer Hitze und unter Rühren anrösten. Die Gemüsebrühe zugeben und den Reis unter Rühren nach Packungsanleitung garen.

4 2 EL Öl in einer Pfanne erhitzen und die Zwiebelwürfel darin bei mittlerer Hitze glasig dünsten. Die marinierten Sojaschnetzel einlegen und 10 Min. unter gelegentlichem Umrühren braten. Die Pilze putzen, in feine Streifen schneiden und untermischen.

5 Sobald die Schnetzel leicht knusprig sind, mit Wein ablöschen und diesen fast einkochen lassen. Die Sojasahne untermischen, leicht einkochen und alles mit dem Sojadrink cremig rühren. Mit Gyrosgewürz, Pfeffer und etwas Brühepulver würzen. Die Möhrenraspel und Erbsen dazugeben und alles unter Rühren und bei schwacher Hitze in 5 Min. fertig garen

INFO

EIWEISSREICHE VIELSEITER

Speisepilze sind durch ihren hohen Wassergehalt und geringen Fettanteil kalorienarm. Ihre Zellwände enthalten Chitin und Zellulose, weshalb sie hervorragend sättigen. Daneben liefern sie dem Körper wichtige Mineralien und Spurenelemente, vor allem Kalium und Phosphor. Pilze sind auch reich an Vitamin D, das in Gemüse nur sehr selten vorkommt. Empfehlenswert sind auf jeden Fall Zuchtpilze, da sie im Gegensatz zu Wildpilzen kaum schwermetallbelastet sind.

ROTE-BETE-SCHNITZEL MIT GUACAMOLE

2 Knollen Rote Bete | 1 EL Sesamsamen |
2 EL Senf | 3 EL Olivenöl | 1 Avocado |
4 Kirschtomaten | 1 Zwiebel | 1 Knoblauchze-
he | 1 grüne Chilischote | Saft und Abrieb von
1 Limette | 1 EL Olivenöl | 3 EL Sojajoghurt |
Salz | ½ TL Cayennepfeffer

Für 2 Personen | 30 Min. Zubereitung

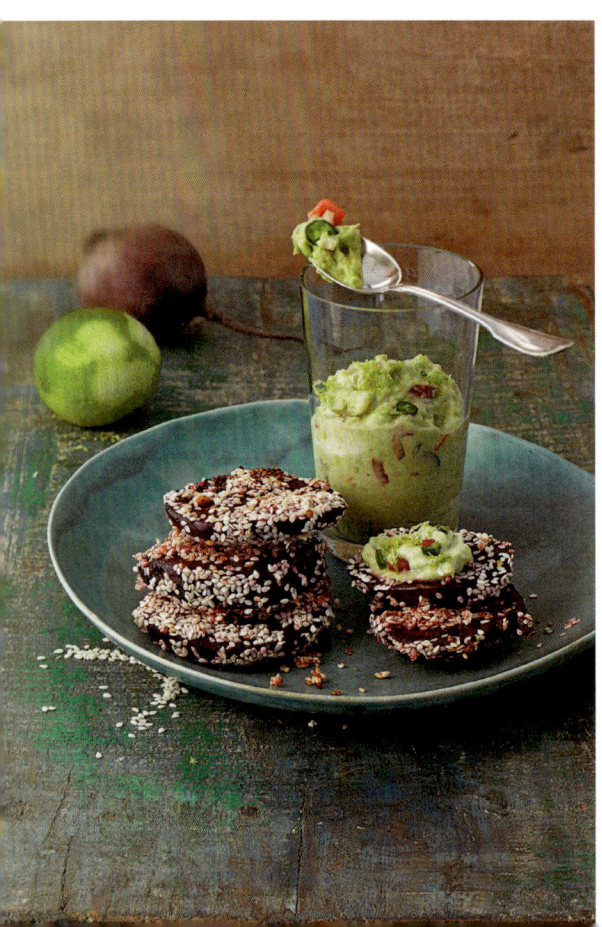

1 Für die Schnitzel die Rote Bete waschen,
schälen und in ca. 1 cm dicke Scheiben schneiden. In einem Topf reichlich Salzwasser aufkochen und die Scheiben darin in ca. 20 Min. garen, abgießen und abkühlen lassen.

2 Den Ofen auf 180° vorheizen. Die Sesamkör-
ner in einen tiefen Teller streuen. Die Rote-Bete-Schnitzel mit Senf bestreichen, in dem Sesam
wälzen und im Ofen (Mitte) 12 Min. backen.

3 Für die Guacamole die Avocado halbieren,
entkernen und das Fruchtfleisch auslöffeln. In
eine Schüssel geben und mit einer Gabel zerdrücken. Die Kirschtomaten waschen und in
kleine Würfel schneiden. Die Zwiebel abziehen
und fein würfeln. Tomaten- und Zwiebelwürfel
unter das Avocadomus mischen. Die Knoblauchzehe abziehen und dazupressen. Die Chilischote
waschen, längs halbieren, entkernen, klein
schneiden (dabei Einmalhandschuhe verwenden) und die Würfel untermischen. Den Limettensaft mit dem -abrieb unter die Guacamole
rühren. Mit Öl und Joghurt cremig rühren und
mitSalz und Cayennepfeffer würzen.

4 Die warmen Rote-Bete-Schnitzel auf zwei Tellern anrichten und mit der Guacamole servieren.

PIKANTE GULASCHSUPPE MIT INGWER

50 g Sojaschnetzel | 650 ml Gemüsebrühe |
6 EL Olivenöl | 1 EL Gyrosgewürz | 1 große
Zwiebel | 2 Knoblauchzehen | 25 g Ingwerwur-
zel | 2 festkochende Kartoffeln | 2 Möhren |
1 rote Paprikaschote | 4 getr. Tomaten (Glas) |
½ Avocado | 1 rote Chilischote | 3 EL Tomaten-
mark | 1 EL Paprikapulver, edelsüß | 2 EL getr.
Majoran | 6 schwarze Pfefferkörner |
½ TL Kümmelpulver

Für 2 Personen | 45 Min. Zubereitung

1 Gemüsebrühe in einen Topf geben und die
Sojaschnetzel einstreuen. Bei starker Hitze aufkochen, vom Herd ziehen und ca. 15 Min. quellen lassen. Die Schnetzel auf einem Sieb abgießen und mit einem Löffel ausdrücken. In eine
Schüssel geben und mit 4 EL Öl und dem Gyrosgewürz marinieren.

2 Die Zwiebel und den Knoblauch abziehen
und fein würfeln. Den Ingwer schälen und ebenfalls klein würfeln. Kartoffeln und Möhren waschen, schälen und in mundgerechte Stücke
schneiden. Die Paprikaschote waschen, putzen,
von den Kernen und weißen Zwischenhäuten
befreien und in Streifen schneiden. Die Tomaten
mit einem Küchenpapier abtupfen und klein
schneiden. Die Avocado entkernen, schälen und
das Fruchtfleisch in mundgerechte Stücke
schneiden. Die Chilischote waschen, längs halbieren, entkernen und fein würfeln.

3 2 EL Öl in einem Topf erhitzen und die Sojaschnetzel darin bei starker Hitze unter Rühren
ca. 10 Min. anbraten. Anschließend an den
Rand schieben, die Zwiebel-, Knoblauch- und
Ingwerwürfel in die Mitte streuen und 1 – 2 Min.
bei mittlerer Hitze braten. Kartoffeln, Möhren,
Paprikaschote und die getrockneten Tomaten in
den Topf geben und 5 Min. unter Rühren rösten.
Die Avocadostücke unterheben und weitere
5 Min. mitdünsten.

4 Alles mit 500 ml Gemüsebrühe ablöschen
und gut durchrühren. Das Tomatenmark unterrühren und die Suppe mit Paprikapulver, Majoran, Pfeffer, Kümmel sowie den Chiliwürfeln würzen. Die Gulaschsuppe in ca. 10 Min. bei
mittlerer Hitze und unter gelegentlichem Umrühren fertig garen.

5 Die Suppe in zwei Suppentellern anrichten
und heiß servieren.

DAZU SCHMECKT

Eine leckere Beilage zu diesem Suppenklas-
siker auf vegane Art ist frisches Krustenbrot.
Wenn Sie es etwas gehaltvoller mögen, können Sie auch vor dem Servieren gegarten
Basmatireis in die Suppe rühren.

MÖHREN-QUINOA-SUPPE

1 kleine Zwiebel | 250 – 300 g Möhren |
40 g Ingwerwurzel | 1 TL Senfkörner | 3 EL Oli-
venöl | 1 TL Ahornsirup | 1 Msp. Cayennepfef-
fer | 500 ml Gemüsebrühe | Salz | schwarzer
Pfeffer aus der Mühle | 60 g Quinoa | 1 kleine
Rote Bete | 1 TL schwarze Sesamsamen

Für 2 Personen | 50 Min. Zubereitung

1 Die Zwiebel abziehen und klein würfeln. Die
Möhren waschen, schälen und in Scheiben
schneiden. Die Ingwerwurzel schälen und in
kleine Würfel schneiden. Die Senfkörner in einem Mörser fein zerreiben.

2 2 EL Öl in einem Topf erhitzen und den
Ahornsirup darin unter Rühren karamellisieren
lassen. Die Ingwerwürfel und das Senfpulver darin anrösten, Zwiebeln und Möhren zugeben
und alles kurz anschwitzen.

3 Die Brühe angießen, bei starker Hitze aufkochen lassen und anschließend bei mittlerer Hitze ca. 15 Min. köcheln lassen. Die Suppe in ein
hohes Gefäß geben und mit dem Stabmixer cremig pürieren. Eventuell für eine etwas flüssigere
Konsistenz noch Gemüsebrühe zugeben. Die
Suppe zurück in den Topf gießen und mit Salz
und Pfeffer würzen. Bei schwacher Hitze
ca. 5 Min. köcheln lassen.

4 Etwas Wasser in einem mittelgroßen Topf
zum Kochen bringen, Quinoa einstreuen und
darin nach Packungsanleitung und unter Rühren
garen. Auf einem Sieb abgießen und in die Suppe rühren. Den Ofen auf 130° vorheizen.

5 Für die Chips die Rote Bete waschen, halbieren und schälen, in feine Scheiben hobeln und
beidseitig mit 1 EL Öl bestreichen. Salzen, pfeffern und auf einem mit Backpapier belegten
Blech in ca. 10 Min. kross backen.

6 Die Suppe in Schälchen anrichten, mit Sesam bestreuen und mit den Chips garnieren.

INFO

QUINOA, DAS INKA-KORN

Quinoa ist eine der besten pflanzlichen Eiweißquellen auf der Welt. Es
stammt aus Südamerika und dient
seit 6000 Jahren den Andenvölkern
als Grundnahrungsmittel. Dabei ist
Quinoa kein Getreide, sondern gehört
zur selben Pflanzenfamilie wie Spinat
und Rote Bete. Das einzigartige an
den schmackhaften Körnern ist, dass
sie alle neun essenziellen Aminosäuren enthalten, was für ein pflanzliches Lebensmittel sehr ungewöhnlich
ist. Auch hinsichtlich des Reichtums
an Mineralstoffen ist das feine In-
ka-Korn Spitzenreiter.

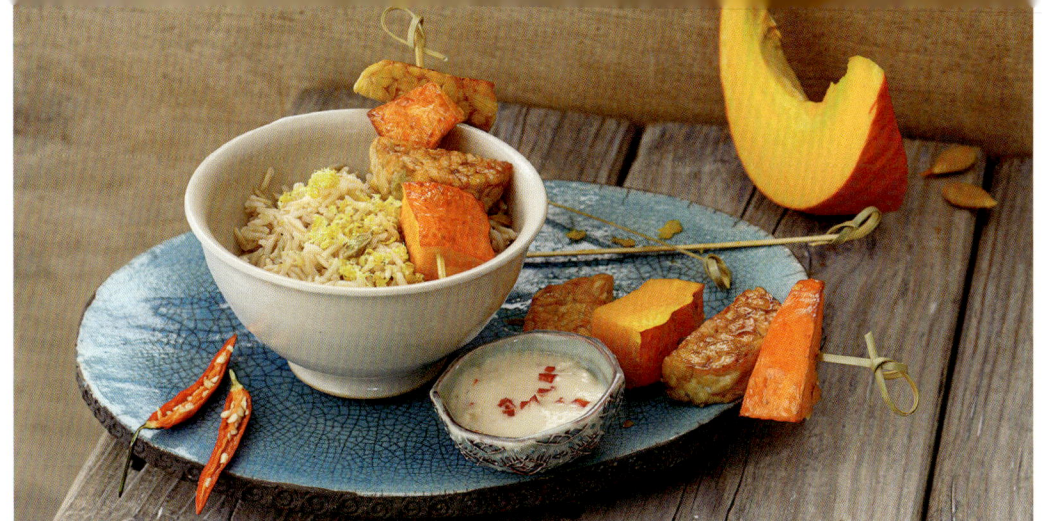

TEMPEH-HOKKAIDO-SPIESSE MIT ERDNUSSSAUCE

6 EL Kokosöl | 1 TL Gemüsebrühe (Pulver) |
½ TL Kardamom | 150 g Vollkornreis | Abrieb
und Saft von 1 Bio-Zitrone | 200 g Tempeh |
200 g Kürbis (Hokkaido) | 4 EL Sojasauce |
½ TL Salz | 1 Knoblauchzehe | 1 kleine Zwie-
bel | 1 rote Chilischote | 4 EL Erdnussmus |
200 ml Kokosmilch | Holzspieße

Für 2 Personen | 30 Min. Zubereitung

1 2 EL Kokosöl in einem Topf erhitzen, Brühepulver und Kardamom einstreuen und 3 Min.
anschwitzen. Den Reis sorgfältig unterrühren.
300 ml Wasser dazugießen und nach Packungsanleitung garen. Gegen Ende der Garzeit den Zitronenabrieb unterrühren.

2 Inzwischen Tempeh auf einem Brett in mundgerechte Würfel schneiden. Den Kürbis waschen,
halbieren, entkernen und in ähnlich große Stücke schneiden. Den Ofen auf 180° vorheizen.
2 EL Kokosöl in einer Pfanne erhitzen und Tempeh darin unter Schwenken ca. 5 Min. braten.
Mit 3 EL Sojasauce ablöschen. Auf einem Backblech die Kürbisstücke mit 1 EL Kokosöl und ½
TL Salz marinieren und 15 – 20 Min. backen.

3 Für die Sauce Knoblauch und Zwiebel abziehen und fein hacken. Die Chilischote waschen,
längs halbieren, entkernen und klein schneiden.
2 EL Kokosöl in einem Topf erhitzen und Knob-
lauch-, Zwiebel- und Chiliwürfel darin anbraten.
Das Erdnussmus unterrühren. Mit Kokosmilch
und 150 ml Wasser ablöschen und aufkochen
lassen. Mit Zitronensaft und 1 EL Sojasauce verfeinern und abschmecken.

4 Abwechselnd Hokkaido- und Tempehwürfel
auf die Spieße stecken. Mit dem Reis auf zwei
Tellern anrichten und die Sauce darübergießen.

GEFÜLLTE AVOCADO

1 Avocado | 1 EL Sonnenblumenkerne | je 1 Stängel Basilikum, Kerbel, Zitronenmelisse (oder andere frische Kräuter) | 1 kleine Zwiebel | 1 Knoblauchzehe | 1 kleine rote Paprikaschote | 5 Champignons | 2 EL Olivenöl | Salz | schwarzer Pfeffer aus der Mühle | Abrieb und Saft von einer ½ Zitrone | 1 EL Sprossen

Für 2 Personen | 20 Min. Zubereitung

1 Die Avocado längs halbieren und den Kern entfernen. Mit einem Löffel einen Teil des Fruchtfleisches herausschaben. In einer Pfanne ohne Fett die Sonnenblumenkerne rösten und beiseitestellen. Kräuter waschen, trocken schütteln, abzupfen und die Blättchen fein hacken.

2 Für die Füllung die Zwiebel abziehen und fein würfeln. Den Knoblauch abziehen. Paprikaschote waschen, putzen und in Würfel schneiden. Pilze putzen und klein schneiden. Das Öl in einer Pfanne erhitzen und die Zwiebeln darin in ca. 3–4 Min. glasig dünsten. Paprikawürfel und Pilze dazugeben und ca. 5–7 Min. anbraten. Bei Bedarf noch Öl zugeben. Mit Salz und Pfeffer würzen und den Knoblauch dazupressen. Zitronensaft darüberträufeln, den Abrieb dazugeben und das Avocadofruchtfleisch untermischen.

3 Die Avocadohälften auf zwei Tellern anrichten, die Füllung hineingeben und mit Sonnenblumenkernen, Sprossen und Kräuterblättchen garniert servieren.

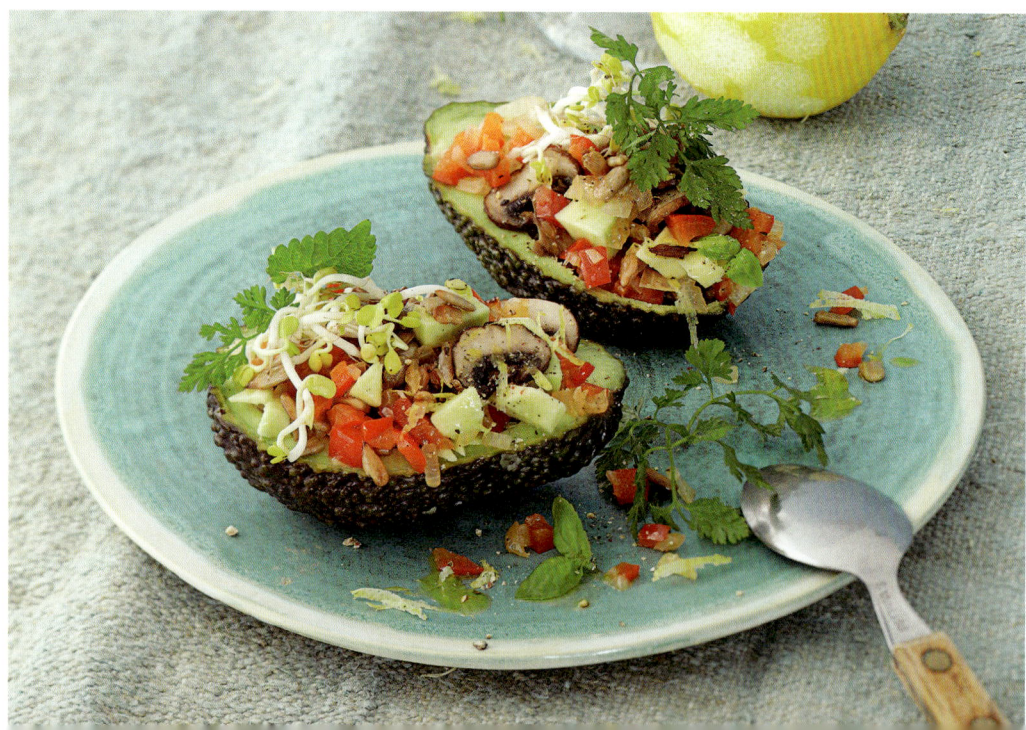

BOHNEN-BURGER

50 g Reis | 1 Dose Kidneybohnen | 1 kleine
Zwiebel | 2 EL Sonnenblumenkerne | 1 Möhre |
1 Zweig Rosmarin | 3 TL Haferflocken | 2 TL Din-
kelmehl | 2 TL Sojasauce | 4 TL Semmelbrösel |
1 TL getr. Thymian | ½ TL Cayennepfeffer |
1 TL Kümmelpulver | Salz | schwarzer Pfeffer
aus der Mühle | 3 EL Öl | 1 kleine Tomate |
2 Cornichons | 1 EL Senf | 1 EL Ketchup |
2 knusprige Brötchen

Für 2 Personen | 20 Min. Zubereitung

1 In einem Topf etwas Wasser bei starker Hitze
zum Kochen bringen, den Reis einstreuen und
nach Packungsanleitung bei mittlerer Hitze garen. Abgießen und beiseitestellen.

2 Die Bohnen auf einem Sieb abspülen. Die
Zwiebel abziehen und fein würfeln. Bohnen und
Zwiebelwürfel mit den Sonnenblumenkernen in
ein hohes Gefäß geben und mit dem Stabmixer
pürieren. Die Möhren waschen, schälen und auf
einer Vierkantreibe grob raspeln. Den Rosmarinzweig abspülen, trocken schütteln und abzupfen. Die Nadeln fein hacken.

3 In einer großen Schüssel das Bohnenmus,
die Möhrenraspel, den Reis, Haferflocken, Mehl,
Sojasauce, Semmelbrösel, Thymian, Rosmarin,
Cayennepfeffer und Kümmel gut vermischen.
Kräftig mit Pfeffer und wenig Salz würzen und
noch einmal durchkneten. Aus der Masse mit
feuchten Händen zwei Burger formen.

4 Das Öl in einer Pfanne erhitzen. Die Burger
von beiden Seiten in ca. 3 Min. bei mittlerer Hitze goldbraun anbraten. Die Brötchen halbieren,
auf zwei Tellern anrichten und mit den Burgern
belegen. Die Tomaten waschen, von den Stielansätzen befreien und in dünne Scheiben schneiden. Die Gürkchen ebenfalls in feine Scheiben
schneiden. Dann die Burger mit Senf und Ketchup bestreichen und mit Tomaten- und Gurken-
scheibchen belegen. Mit je einer Brötchenober-
seite belegen und servieren.

TIPP

DIE PERFEKTE BEILAGE

Wenn die Mahlzeit ein wenig üppiger
ausfallen darf, bereiten Sie zum Bohnen-Burger am besten Rosmarinkartoffelspalten zu. Diese Kombination
schmeckt wunderbar! Dazu die Kartoffeln waschen und vierteln. Mit Olivenöl, Salz, Pfeffer und Rosmarin marinieren. Bei 180° 25 Min. im Ofen
backen. Und: Statt Reis für den Burger
können Sie jedes beliebige Getreide
verwenden. Auch die Sonnenblumenkerne können Sie durch andere Samen oder Nüsse ersetzen.

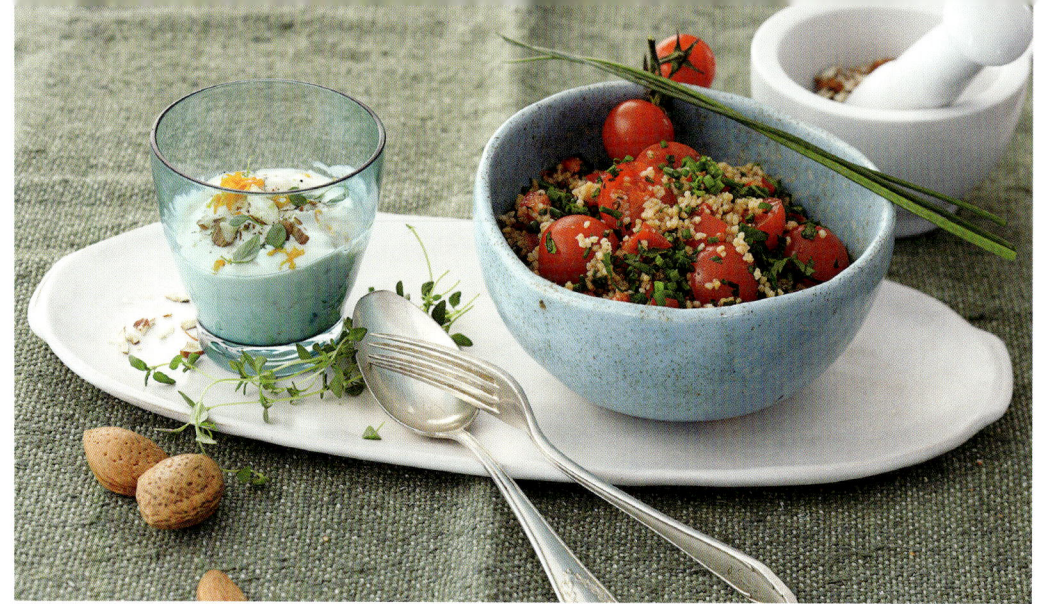

COUSCOUS MIT KRÄUTERDIP

150 g Couscous | 150 ml Gemüsebrühe |
1 Zwiebel | 1 kleine rote Paprikaschote |
5 Kirschtomaten | je ½ Bund glatte Petersilie
und Schnittlauch | 2 TL Tomatenmark |
9 EL Olivenöl | 2 TL Currypaste (grün) | 2 TL
Sojasauce | 1 TL Kümmelpulver | 1 Msp. Cay-
ennepfeffer | 3 Zweige Thymian | 200 g Soja-
joghurt | 2 EL Kichererbsenmehl | Abrieb von
1 kleinen Bio-Orange | 50 g Mandeln |
1 EL Ahornsirup | Salz | schwarzer Pfeffer

Für 2 Personen | 20 Min. Zubereitung

1 Den Couscous in eine Schüssel streuen. In einem Topf die Gemüsebrühe zum Kochen bringen, darübergießen und alles ca. 15 Min. quellen lassen. Die Zwiebel abziehen und fein
würfeln. Die Paprikaschote waschen, putzen,
entkernen und in Würfel schneiden. Die Tomaten waschen und halbieren. Die Kräuter waschen und trocken schütteln. Die Petersilie abzupfen und die Blättchen fein hacken. Den
Schnittlauch in feine Röllchen schneiden.

2 Den Couscous mit einer Gabel auflockern
und nacheinander Zwiebelwürfel, Paprika, Tomaten und Kräuter unterheben. Tomatenmark,
Öl und Currypaste locker darunterrühren. Mit
Sojasauce, Kümmel und Cayennepfeffer würzen.

3 Für den Dip den Thymian waschen, trocken
schütteln und die Blättchen abzupfen. In einer
kleinen Schüssel den Joghurt mit dem Kicher
erbsenmehl verrühren und den Orangenabrieb
untermischen. Die Mandeln in einem Mörser
zerdrücken und ebenfalls unterheben. Mit
Ahornsirup, Thymian, Salz und Pfeffer würzen.

4 Couscous und Dip in je einer Schüssel anrichten und auf zwei Tellern servieren.

JÄGERSCHNITZEL MIT BALSAMICO-PILZEN

1 l Gemüsebrühe | 2 EL Sojasauce | 2 Soja-schnitzel | 3 EL Dinkelmehl | Salz | schwarzer Pfeffer aus der Mühle | 1 TL Kümmelpulver | 1 TL Paprikapulver | 1 EL Polenta | 2 EL Sem-melbrösel (Dinkel) | Abrieb von ½ Bio-Zitro-ne | 1 kleine Zwiebel | 300 g Champignons | ½ EL Margarine | 1 EL Tomatenmark | 4 EL Bal-samicoessig (rot) | 350 ml Gemüsebrühe | 1 TL ger. Muskatnuss | 1 TL Pimentpulver | 1 EL Speisestärke | 150 ml Sojasahne

Für 2 Personen | 45 Min. Zubereitung

1 1 l Gemüsebrühe mit der Sojasauce in einen Topf geben. Die Sojaschnitzel einlegen und bei starker Hitze zum Kochen bringen. Vom Herd ziehen und ca. 15 Min. quellen lassen. Auf ei-nem Sieb abgießen und abkühlen lassen.

2 In einer Schüssel das Mehl mit Salz, Pfeffer, Kümmel, Paprikapulver und ca. 50 ml Wasser zu einer klebrigen Masse verrühren. In einer zwei-ten Schüssel die Polenta mit den Semmelbrö-seln und dem Zitronenabrieb mischen. Die Schnitzel vorsichtig mit einem Kochlöffel aus-drücken und in der Mehlmischung wälzen. An-schließend durch die Semmelbröselmischung ziehen und beiseitestellen.

3 Für die Sauce die Zwiebel abziehen und fein würfeln. Die Pilze putzen und in Scheiben schneiden. In einem flachen Topf die Margarine schmelzen und die Zwiebeln darin bei mittlerer Hitze glasig dünsten. Das Tomatenmark unter-rühren und ca. 5 Min. mitbraten. Mit 2 EL Balsa-micoessig ablöschen, die Gemüsebrühe dazu-gießen und aufkochen. Die Pilze zugeben und die Sauce bei schwacher Hitze 20 Min. köcheln lassen. Noch einmal 2 EL Balsamico hinzugeben und die Sauce mit Salz, Pfeffer, Muskat und Pi-ment würzen. Die Speisestärke in einer kleinen Schüssel mit etwas kaltem Wasser verrühren und die Sauce damit binden. Zum Schluss die Sojasahne hinzugeben.

4 Die Jägerschnitzel auf zwei Tellern anrichten, mit der Sauce beträufeln und servieren.

DAZU SCHMECKT

Als Beilagen zu diesem veganen Jäger-schnitzel machen sich hervorragend ein fri-sches Kartoffelpüree (siehe Rezept Seite 79) oder knusprige Bratkartoffeln (siehe Rezept Seite 85).

CHILI SIN CARNE

1 kleine Zwiebel | 6 getr. Tomaten (Glas) |
1 Knoblauchzehe | 1 rote Paprikaschote |
2 Stangen Bleichsellerie | 2 Möhren |
200 g Tofu (natur) | 1 kleine rote Chilischote |
150 g rote Bohnen (Dose) | 150 g Mais (Dose) |
½ Bund Koriander | 3 EL Olivenöl | 1 TL Ahorn-
sirup | Salz | schwarzer Pfeffer aus der Mühle |
2 EL getr. Oregano | 150 ml Rotwein |
150 ml Gemüsebrühe | 2 EL Tomatenmark |
200 g stückige Tomaten (Dose)

Für 2 Personen | 40 Min. Zubereitung

1 Die Zwiebel abziehen und fein würfeln. Die
Tomaten in kleine Würfel schneiden. Den Knoblauch abziehen. Die Paprikaschote waschen,
putzen und grob würfeln. Den Bleichsellerie waschen, längs halbieren und in feine Würfel
schneiden. Die Möhren waschen, schälen und
auf der Vierkantreibe grob raspeln. Den Tofu fein
in eine Schüssel bröseln. Die Chilischote waschen, längs halbieren, entkernen und sehr fein
würfeln. Dazu Einmalhandschuhe verwenden.
Die Bohnen und den Mais auf einem Sieb abspülen. Die Kräuter waschen, trocken schütteln,
abzupfen und die Blättchen fein hacken.
2 Das Öl in einer Pfanne erhitzen. Den Ahornsirup unterrühren und unter Rühren karamellisieren lassen. Die Tofubrösel dazugeben und bei
mittlerer Hitze goldbraun anbraten. Mit Salz,
Pfeffer sowie Oregano würzen und dem Wein
ablöschen. Die Möhren, Sellerie- und Chiliwürfel
unterheben und alles ca. 2 Min. köcheln lassen.

Dann die Gemüsebrühe, das Tomatenmark und
die Tomatenstücke darunterrühren. Alles
ca. 5 Min. köcheln lassen und die Paprikastücke
dazugeben. Die Bohnen und den Mais unterrühren und mit Salz und Pfeffer abschmecken.
3 Das Chili sin carne auf zwei tiefen Tellern anrichten, Kräuter darüberstreuen und mit frischem Brot servieren.

INFO

DAS ANTI-AGING-GEMÜSE

An den englischen Universitäten in
Manchester und Newcastle wurden
im Jahr 2008 Studien zum Gesund-
heitswert von Tomaten durchgeführt.
Das Ergebnis war bemerkenswert: Die
Wissenschaftler stellten fest, dass
eine Ernährung mit einem hohen Anteil an gekochten Tomaten (wie in
dem nebenstehenden Rezept) den
Körper dabei unterstützt, die
UV-Strahlung der Sonne abzuwehren
und somit Hautschäden und Alterungsprozesse aufzuhalten. Der
Schutzfaktor der Tomaten heißt Lycopen. In rohen Früchten lässt er sich
für den Körper nur schwer aufschlie-
ßen. Durch den Garvorgang wird die
Bioverfügbarkeit von Lycopen erhöht.

SOJAMEDAILLONS SÜSS-SCHARF

½ Avocado | Abrieb und Saft von 1 kleinen Bio-Zitrone | 1 Knoblauchzehe | ½ Bund Schnittlauch | 1 EL Tahin | 1 EL Apfelessig | 1 TL Ahornsirup | 1 TL Sojasauce | 3 EL Olivenöl | 1 TL Salz | Cayennepfeffer | 1 l Gemüsebrühe | 6 Sojamedaillons | 1 Handvoll Cashewnüsse | ½ Kopfsalat | 1 EL Kokosfett | 2 EL süß-scharfe Sauce (Bio) | 1 EL Sesamsamen

Für 2 Personen | 25 Min. Zubereitung

1 Für das Dressing die Avocado entkernen, das Fruchtfleisch herauslöffeln und in ein hohes Gefäß geben. Den Zitronenabrieb und -saft unterrühren. Den Knoblauch abziehen und dazupressen. Den Schnittlauch waschen, trocken schütteln und fein schneiden. Tahin, Essig, Ahornsirup, Sojasauce, Schnittlauch und Öl dazugeben und alles mit dem Stabmixer pürieren. Mit Salz und Cayennepfeffer würzen.

2 Die Gemüsebrühe in einen Topf geben und die Sojamedaillons einlegen. Zum Kochen bringen und bei schwacher Hitze 15 Min. ziehen lassen. Auf ein Sieb geben und ausdrücken.

3 Für den Cashew-Parmesan die Cashew-Nüsse im Mörser grob zerstoßen und in einer Pfanne ohne Fett so lange rösten, bis sie duften. Den Salat putzen, waschen, trocken schleudern und beiseitestellen.

4 Das Kokosfett in einer Pfanne erhitzen. Die Medaillons einlegen und ca. 3 Min. von beiden Seiten scharf anbraten, bis sie goldbraun sind. Die Sauce darübergießen und den Sesamsamen darüberstreuen.

5 Den Salat auf zwei Tellern anrichten und die Medaillons darauf platzieren. Mit Sauce beträufeln und mit Cashew-Parmesan bestreuen.

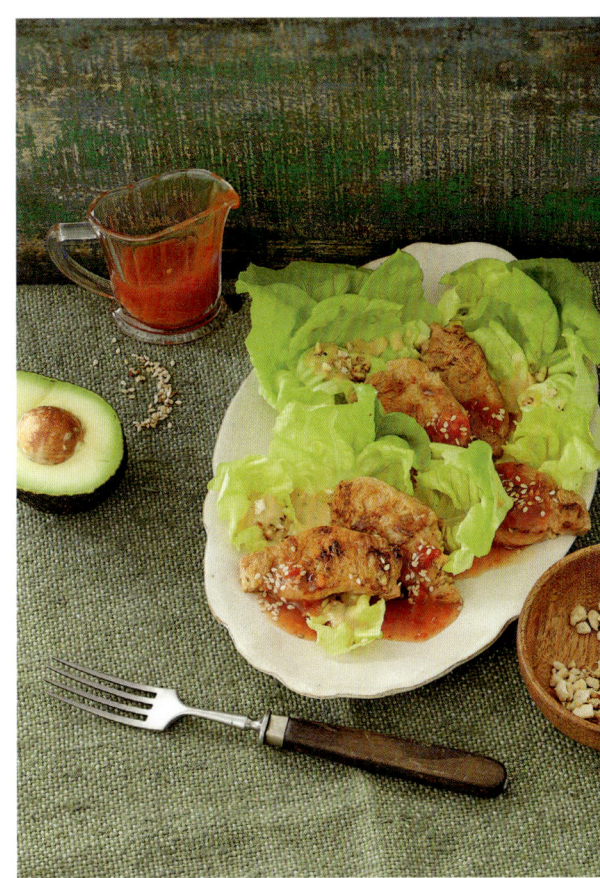

POLENTA-PIZZA
MIT RUCOLA UND TOMATEN

600 g Polenta | 1½ l Gemüsebrühe | 1 TL Salz |
2 EL Sojasauce | 4 EL getr. Oregano | 10–12
Kirschtomaten | 5 Champignons | 1 kleiner
Zucchino | 10 schwarze Oliven (ohne Stein) |
4 EL Tomatenmark | 20 g Pinienkerne |
2 Handvoll Rucola

Für 2 Personen | 40 Min. Zubereitung

1 Für den Pizzaboden die Gemüsebrühe in einen Topf gießen und mit Salz und Sojasauce mischen. Zum Kochen bringen und sofort den Oregano und die Polenta kräftig mit einem Holzlöffel unterrühren. Noch einmal kurz aufkochen, dann den Topf vom Herd ziehen und die Polenta 10 Min. unter Rühren quellen lassen. Die Masse gleichmäßig auf einem Backblech verteilen und in 10 Min. fest werden lassen.

2 Den Ofen auf 180° vorheizen. Für den Belag die Kirschtomaten waschen. Die Pilze putzen und den Zucchino waschen. Tomaten, Pilze, Zucchino und Oliven in Scheiben schneiden. Das Tomatenmark auf den Pizzaboden streichen und die Pizza nacheinander mit Tomaten und Zucchinoscheiben belegen und die Oliven darüberstreuen.

3 Die Pinienkerne in einer Pfanne ohne Fett anrösten und über den Belag streuen. Im Ofen (Mitte) ca. 15. Min. backen. Den Rucola verlesen, waschen, trocken schleudern und locker über die heiße Pizza streuen. Die Polenta-Pizza in Stücke schneiden und servieren.

VARIANTE

Die Pizza schmeckt pur, aber auch mit Käse. Veganen Streukäse gibt es im Bioladen.

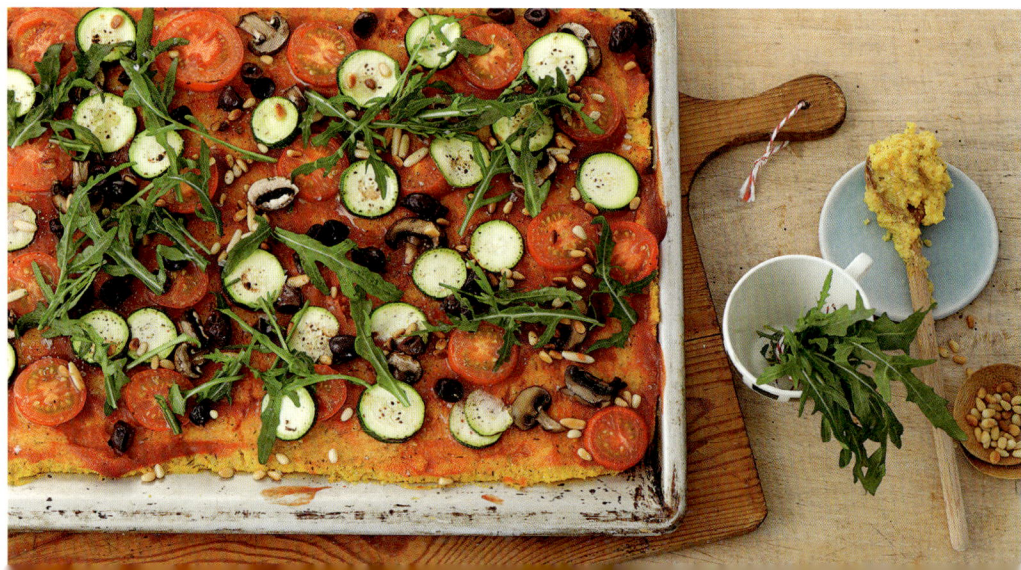

GEMISCHTE SPAGHETTI À LA BOLOGNESE

1 kleine Zwiebel | 2 Knoblauchzehen |
1 kleine rote Paprikaschote | 1 Handvoll Champignons | 400 g Tofu (natur) | 4 EL Olivenöl |
1 TL Ahornsirup | Salz | schwarzer Pfeffer aus der Mühle | 1 Msp. Cayennepfeffer | 2 EL getr. Oregano | 200 ml Rotwein | 4 EL Tomatenmark | 200 g stückige Tomaten (Dose) | Salz | 250 g Dinkelspaghetti | 1 großer Zucchino | ½ Bund Basilikum | 1 TL Kräutersalz | veganer Streukäse

Für 2 Personen | 40 Min. Zubereitung

1 Die Zwiebel abziehen und fein würfeln. Den Knoblauch abziehen. Die Paprikaschote waschen, halbieren, von den weißen Trennhäuten befreien und entkernen. Das Fruchtfleisch in feine Würfel schneiden. Die Pilze putzen, halbieren und in Scheiben schneiden. Den Tofu fein in eine Schüssel bröseln.

2 Für die Sauce 3 EL Öl in einer Pfanne erhitzen, den Ahornsirup unterrühren und kurz karamellisieren lassen. Den Tofu einstreuen und ca. 5 Min. anbraten und mit Salz, Pfeffer, Cayennepfeffer sowie Oregano würzen. Die Zwiebelwürfel zugeben und den Knoblauch dazupressen. Mit dem Wein ablöschen und alles ca. 3 Min. köcheln lassen. Paprikawürfel und Pilze dazugeben und kurz mitbraten. Das Tomatenmark und die Tomaten unterrühren. Die Sauce bei schwacher Hitze 10 Min. köcheln lassen.

3 Für die Spaghetti die Dinkelnudeln in einem Topf mit reichlich Salzwasser nach Packungsanleitung garen. Den Zucchino waschen, putzen und mit einem Spiralschneider zu Spaghetti drehen. Oder den Zucchino längs in feine Scheiben und diese längs in feine Stäbchen schneiden. Die Kräuter waschen, trocken schütteln, abzupfen und die Blättchen fein hacken.

4 1 EL Öl in einer Pfanne erwärmen und die Dinkel- und Zucchinispaghetti darin mischen und kurz erhitzen. Mit etwas Kräutersalz würzen und anschließend die Kräuter unterheben.

5 Die gemischten Spaghetti auf zwei Pastatellern anrichten, die Sauce darübergeben und nach Belieben mit veganem Käse bestreuen.

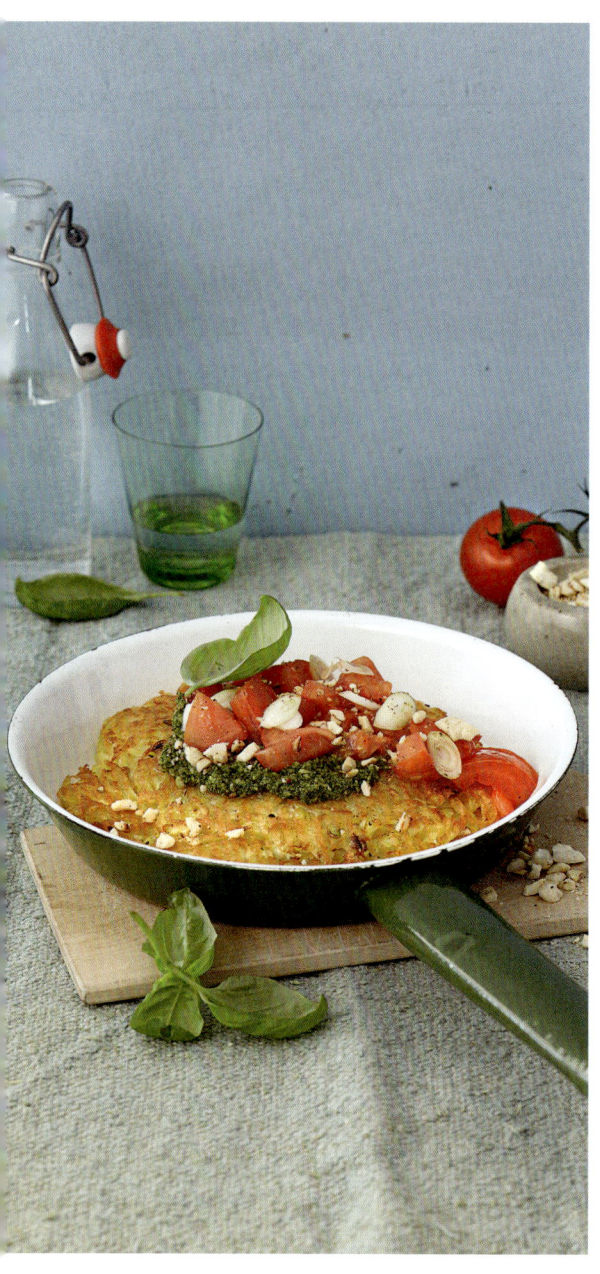

TOMATENRÖSTI

400 g festkochende Kartoffeln | Salz | schwarzer Pfeffer aus der Mühle | 1 Frühlingszwiebel | 2 TL Speisestärke | 1 TL ger. Muskatnuss | 4 EL Olivenöl | 2 Tomaten | veganes Basilikumpesto (Glas) | 5 Basilikumblätter

Für 2 Personen | 20 Min. Zubereitung

1 Die Kartoffeln waschen, schälen und auf der Vierkantreibe in Streifen hobeln. In eine Schüssel geben, 2 TL Salz darüberstreuen und 10 Min. ziehen lassen, bis sie Wasser absondern. Mit Küchenpapier trocken tupfen. Die Frühlingszwiebel waschen und das Grün in feine Röllchen schneiden. Unter die Kartoffeln mischen, die Stärke unterrühren und mit Salz, Pfeffer sowie geriebenem Muskat würzen

2 2 EL Öl in einer ofenfesten Pfanne erhitzen, das Kartoffelgemisch hineingeben und mit dem Pfannenwender flach drücken. Bei mittlerer Hitze in ca. 3 Min. goldbraun braten, dann wenden und noch einmal 3 Min. braten.

3 Die Tomaten waschen, von den Stielansätzen befreien und das Fruchtfleisch würfeln. Das Weiße der Frühlingszwiebel sehr fein schneiden und mit den Tomaten in eine Schüssel geben. 2 EL Öl unterrühren, salzen und pfeffern.

4 Den Rösti großzügig mit Pesto bestreichen. Die Tomatenmischung darübergeben und 3 Min. im Ofen bei 160° erwärmen. In der Mitte durchschneiden und auf zwei Tellern anrichten. Nach Belieben Cashew-Parmesan (siehe Seite 73) darüberstreuen und mit Basilikum garnieren.

BUCHWEIZEN-KARTOFFEL-AUFLAUF

3 große Kartoffeln | Salz | schwarzer Pfeffer aus der Mühle | 250 ml Gemüsebrühe | 80 g Buchweizen | 25 g Grünkernschrot | 1 TL Paprikapulver | 50 g Räuchertofu | 1 Zwiebel | 250 g Sojasahne | 1 TL Gemüsebrühe (Pulver) | 1 TL Senf | 1 TL Sojasauce | 1 rote Paprikaschote | 1 Zucchino | 2 EL Tomatenmark

Für 2 Personen | 25 Min. Zubereitung | 20 Min. Backzeit

1 Die Kartoffeln schälen, in einen Topf legen, mit Wasser bedecken und 2 TL Salz würzen. In ca. 20 Min. garen, dann auf einem Sieb abgießen und in ½ cm dicke Scheiben schneiden.

2 Die Gemüsebrühe in einen zweiten Topf geben und den Buchweizen und den Grünkernschrot einstreuen. Alles mit Paprikapulver würzen. Das Getreide unter Rühren in ca. 20 Min. bei schwacher Hitze weich garen.

3 Inzwischen den Tofu in einer Schüssel mit einer Gabel fein zerbröseln und beiseitestellen. Die Zwiebel abziehen und in Scheiben schneiden. Die Sojasahne in eine Schüssel gießen und mit Brühepulver, Senf und Sojasauce verrühren. Mit Salz und Pfeffer würzen. Die Paprikaschote und den Zucchino waschen und putzen. Die Paprikaschote in Streifen schneiden und den Zucchino auf der Vierkantreibe in dünne Scheiben hobeln.

4 Den Ofen auf 180° vorheizen.

5 Die Kartoffeln in einer Auflaufform verteilen. Das Buchweizengemisch darübergeben und mit Tomatenmark bestreichen. Den Tofu darüberstreuen und alles mit Zwiebelscheiben bedecken. 150 g der Sahnemischung auf dem Auflauf verstreichen. Die Zucchinispäne darüberstreuen und mit der übrigen Sahne begießen.

6 Den Buchweizenauflauf ca. 10 Min. im Ofen (Mitte) backen. Die Paprikastreifen darüberstreuen und in ca. 10 Min. bei 200° fertig backen, bis der Auflauf leicht gebräunt ist

INFO

SUPERFOOD BUCHWEIZEN

Mit Weizen oder Getreide hat das Knöterichgewächs Buchweizen nichts zu tun. Das außergewöhnliche Lebensmittel aus der Pflanzenwelt ist glutenfrei, was ihn ideal für Darmempfindliche macht. Gleichzeitig ist das pflanzliche Superfood deutlich reicher an hochwertigen Nähr- und Vitalstoffen als unsere üblichen Getreidearten. Und: Er liefert alle acht essenziellen Aminosäuren in einem günstigeren Profil als Getreide, was ihn besser verwertbar macht.

LÖWENZAHN-KARTOFFEL-SALAT MIT TOFUSTICKS

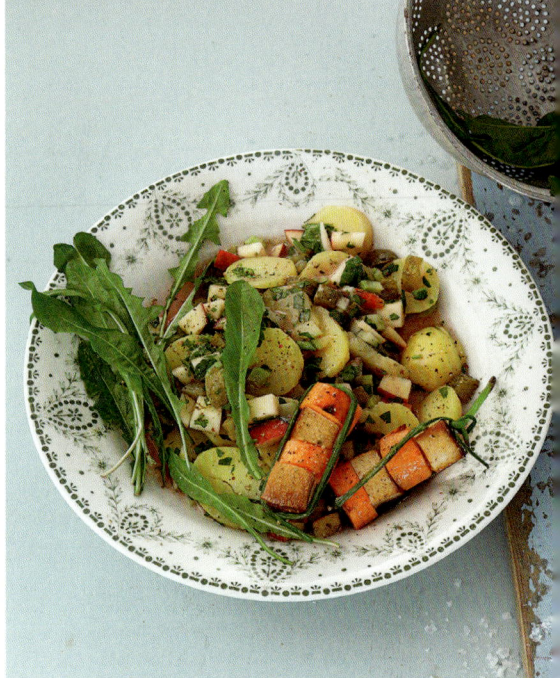

500 g festkochende Kartoffeln | 2 Zwiebeln | 3 Cornichons (saure Gürkchen) | 2 säuerliche Äpfel (z. B. Braeburn oder Boskop) | 1 Stange Bleichsellerie | 120 ml Olivenöl | 35 ml Balsamicoessig (weiß) | 1–2 TL Senf | 2 TL Kirschmarmelade | 10 schwarze Pfefferkörner | 200 ml Gemüsebrühe | 6 Stängel glatte Petersilie | 150 g Räuchertofu | 2 dickere Möhren | 10 Blätter Löwenzahn (alternativ Rucola oder junger Spinat)

Für 2 Personen | 45 Min. Zubereitung

1 Die Kartoffeln waschen, in einen Topf geben und mit Salzwasser bedecken. In ca. 25 Min. garen, dann auf einem Sieb abgießen und kurz abkühlen lassen. Noch warm pellen und in Scheiben schneiden. Die Zwiebeln abziehen und fein würfeln. Die Cornichons klein würfeln. Die Äpfel waschen, vom Kerngehäuse befreien und das Fruchtfleisch in Würfel schneiden. Den Bleichsellerie waschen, längs halbieren und auch fein würfeln. Alles in einer großen Schüssel mischen.

2 Für die Marinade 100 ml Öl, Balsamico, Senf, Marmelade, Pfeffer und Brühe in ein hohes Gefäß geben und mit dem Stabmixer pürieren. Mit Salz würzen und mit etwas Balsamicoessig abschmecken. Die Hälfte der Marinade unter die Kartoffeln heben und ca. 15 Min. ziehen lassen.

3 Für die Tofusticks die Petersilie waschen, trocken schütteln und abzupfen. Die Blättchen fein hacken. Die Stängel 2 Min. in einen Topf mit kochendem Wasser geben, damit sie geschmeidiger werden. Den Tofu in ca. 1 cm dicke Würfel schneiden. Die Möhren waschen, schälen und ebenfalls in 1 cm dicke Würfel schneiden. Je 2 Tofu- und Möhrenwürfel wechselnd übereinanderstapeln und mit je einem Petersilienstängel zusammenbinden. 2 EL Öl in einer Pfanne erhitzen und die Tofu-Möhren-Sticks darin rundum in ca. 3 Min. bei mittlerer Hitze anbraten. Herausnehmen und auf Küchenpapier entfetten.

4 Den Löwenzahn verlesen, waschen und trocken tupfen. Die übrige Marinade mit dem Stabmixer pürieren und über den Salat gießen. Mit dem Löwenzahn und der Petersilie vorsichtig unter den Kartoffelsalat heben.

5 Den Löwenzahn-Kartoffelsalat auf zwei Tellern anrichten und mit Tofusticks servieren.

BROKKOLI-TOFU-PFANNE MIT KARTOFFELPÜREE

300 g Tofu | 2 EL Öl | 1 EL Sojasauce | 1 mittel-
großer Brokkoli | 3 Möhren | 1 Rote Bete | 5 – 7
Champignons | 20 g Ingwerwurzel | ½ Bund
glatte Petersilie | 1 TL Koriandersamen |
4 TL Salz | schwarzer Pfeffer aus der Mühle |
1 TL Kümmelpulver | ½ TL Kardamom | 1 TL Ge-
müsebrühe (Pulver) | Saft und Abrieb von ½
Bio-Zitrone | 500 g festkochende Kartoffeln |
50 g vegane Margarine | 50 – 100 ml Soja-
drink | ger. Muskatnuss

Für 2 Personen | 40 Min. Zubereitung

1 Den Tofu in Würfel schneiden. 2 EL Öl in einer
Pfanne erhitzen und den Tofu darin unter Rühren bräunlich anbraten. Mit der Sojasauce ablöschen, vom Herd ziehen und beiseitestellen.
2 Den Brokkoli waschen, putzen und in Röschen teilen. Die Möhren waschen, schälen und
in Stücke schneiden. Die Rote Bete waschen,
schälen und ebenfalls klein schneiden. Dazu
Einmalhandschuhe benutzen. Die Champignons
putzen und in Scheiben schneiden. Die Ingwerwurzel schälen und fein hacken. Die Petersilie
waschen, trocken schütteln, abzupfen und die
Blättchen fein hacken. Die Koriandersamen in
einem Mörser fein zerstoßen.
3 2 EL Öl in einer Pfanne erhitzen und Brokkoli,
Rote Bete und Möhren darin unter Rühren
ca. 7 Min. anbraten. Pilze und Ingwer dazugeben
und mit Koriander, 1 TL Salz, Pfeffer, Kümmel,

und Kardamom würzen. Das Brühepulver in
100 ml kochendem Wasser auflösen und unterrühren. Den Tofu unterheben und Zitronensaft
und -abrieb untermischen. Mit den Gewürzen
abschmecken und die Petersilie unterrühren.
4 Für das Kartoffelpüree die Kartoffeln waschen, schälen, pellen und in Stücke schneiden.
In einem Topf mit Wasser und 2 TL Salz in
ca. 25 Min. garen. Auf einem Sieb abgießen, in
eine Schüssel geben und mit einem Kartoffel-
stampfer zermusen. Den Sojadrink und die Margarine unterrühren. Mit 1 TL Salz und frisch geriebenem Muskat würzen und gut durchrühren.
5 Das Kartoffelpüree mit dem Brokkoli-Tofu auf
zwei Tellern anrichten. Den Bratensud dekorativ
darüberträufeln.

INFO

GESUNDHEITSHELFER BROKKOLI

Wie viele andere Kohlsorten auch ist
Brokkoli reich an wertvollen Antioxidanzien und gilt verschiedenen Studi-
en zufolge auch als guter Helfer gegen Krebs und zum Zellschutz.
Insbesondere der im grünen Kohlge-
müse, das fast ganzjährig Saison hat,
enthaltene Stoff Sulforaphan macht
den Brokkoli zum perfekten Gesundheitshelfer. Der Pflanzenstoff ist verantwortlich für den leicht scharfen
Geschmack im Kohl.

ROHKOSTSALAT
MIT JOGHURT-DRESSING

2 Knollen Rote Bete | 2 EL Sonnenblumen-
kerne | Saft von 1 Bio-Zitrone | 3 EL Joghurt |
1 EL Ahornsirup | 1 EL Senf | 2 cm Ingwer |
Salz | schwarzer Pfeffer aus der Mühle |
1 kleiner Apfel

Für 2 Personen | 20 Min. Zubereitung

1 Die Rote Bete waschen, schälen und auf einer Vierkantreibe fein hobeln. Dazu Einmalhandschuhe verwenden. Die Sonnenblumenkerne in einer Pfanne ohne Fett anrösten.

2 Für das Joghurt-Dressing in einer Schüssel
den Zitronensaft mit dem Joghurt, dem Ahornsirup und dem Senf verrühren. Die Ingwerwurzel
schälen, über die Joghurtmischung reiben und
unterrühren. Mit Salz und Pfeffer würzen.

3 Den Apfel waschen, schälen, vom Kerngehäuse befreien und das Fruchtfleisch in feine Würfel
schneiden. In einer großen Schüssel die Rote
Bete mit den Apfelwürfel, 3 EL Dressing und den
Sonnenblumenkernen vermengen.

4 Den Rohkostsalat auf zwei Tellern anrichten
und servieren.

DAS SCHMECKT DAZU

Das übrige Dressing für den Vorrat kalt stellen. Für eine größere Mahlzeit lassen sich zu
dem Salat gut der Bohnen-Burger (Seite 69)
und die Rosmarinkartoffelspalten (Seite 69)
kombinieren.

RISOTTO
MIT GEFÜLLTER TOMATE

1 Bund frische Kräuter (z. B. Basilikum, Kerbel,
Minze, Salbei) | 125 g Risottoreis | 2 Zwiebeln |
1–2 Möhren | 5 EL Olivenöl | 100 ml Weiß-
wein | Salz | schwarzer Pfeffer aus der Mühle |
1 Lorbeerblatt | ca. 450 ml Gemüsebrühe |
25 g Hefeflocken | 25 g Gomasio (Sesamsalz,
weiß) | 1 EL vegane Margarine | 2 große Toma-
ten | 3 Oliven | 2 getr. Tomaten (Glas) | 1 kleine
Avocado | 1 rote Paprikaschote | 1 kleiner
Zucchino | 3 Kapernäpfel (Glas) | 2 TL Saft von
1 Bio-Zitrone | 50 g Tempeh | 3 EL Sojasauce |
200 ml Hafersahne | 120 ml Haferdrink |
1 EL Gemüsebrühe (Pulver) | 1 TL Agavendick-
saft | Cayennepfeffer | 1 geh. TL Pfeilwurzel-
mehl

Für 2 Personen | 60 Min. Zubereitung

1 Für den Risotto die Kräuter waschen, trocken
schütteln, abzupfen und die Blättchen fein hacken. Den Reis auf einem Sieb abspülen. Die
Zwiebeln abziehen und fein würfeln. Die Möhren
waschen, schälen und in feine Würfel schneiden.

2 2 EL Öl in einem Topf erhitzen und Zwiebel-
und Möhrenwürfel darin kurz anschwitzen. Den
Reis zugeben und unter Rühren bei mittlerer Hitze ca. 3 Min. dünsten. Mit Wein ablöschen und
ca. 2–3 Min. köcheln lassen. Salzen, pfeffern
und den Lorbeer einlegen. 125 ml Brühe aufgie-
ßen. Den Reis bei mittlerer Hitze unter ständigem Rühren garen und dabei nach und nach die

übrige Brühe zugeben. Sobald die Flüssigkeit fast verkocht und der Reis bissfest ist, die Hefeflocken, den Gomasio, die vegane Margarine und 2 EL Kräuter unterrühren.

3 Die Tomaten waschen. Die Oberseiten flach abschneiden und beiseitelegen. Die unteren Häften mit einem Löffel entkernen. Den Ofen auf 150° vorheizen. Eine Auflaufform mit 1 EL Öl ausstreichen.

4 Für die Füllung die Oliven und die getrockneten Tomaten fein würfeln. Die Avocado längs halbieren, entkernen, schälen und das Fruchtfleisch klein würfeln. Paprikaschote und Zucchino waschen, putzen und in feine Würfel schneiden. Die Kapernäpfel klein würfeln. Alles in eine Schüssel geben und mit dem Zitronensaft und 1 EL Kräuter mischen. Den Tempeh klein schneiden. 2 EL Öl in einer Pfanne erhitzen und Tempeh darin goldbraun anbraten, bis er duftet. Mit Sojasauce ablöschen und warm unter die Gemüsemischung rühren. Die Tomaten damit füllen und die Deckel aufsetzen. Die gefüllten Tomaten in die Form stellen und ca. 20 Min. im Ofen (Mitte) backen.

5 Für die Sauce Hafersahne, Haferdrink und Brühepulver in einen Topf geben und aufkochen lassen. Mit Agavendicksaft, Cayennepfeffer und den übrigen Kräutern würzen und mit dem Pfeilwurzelmehl binden.

6 Den Risotto und die Tomaten auf zwei Tellern anrichten und mit Sauce beträufeln.

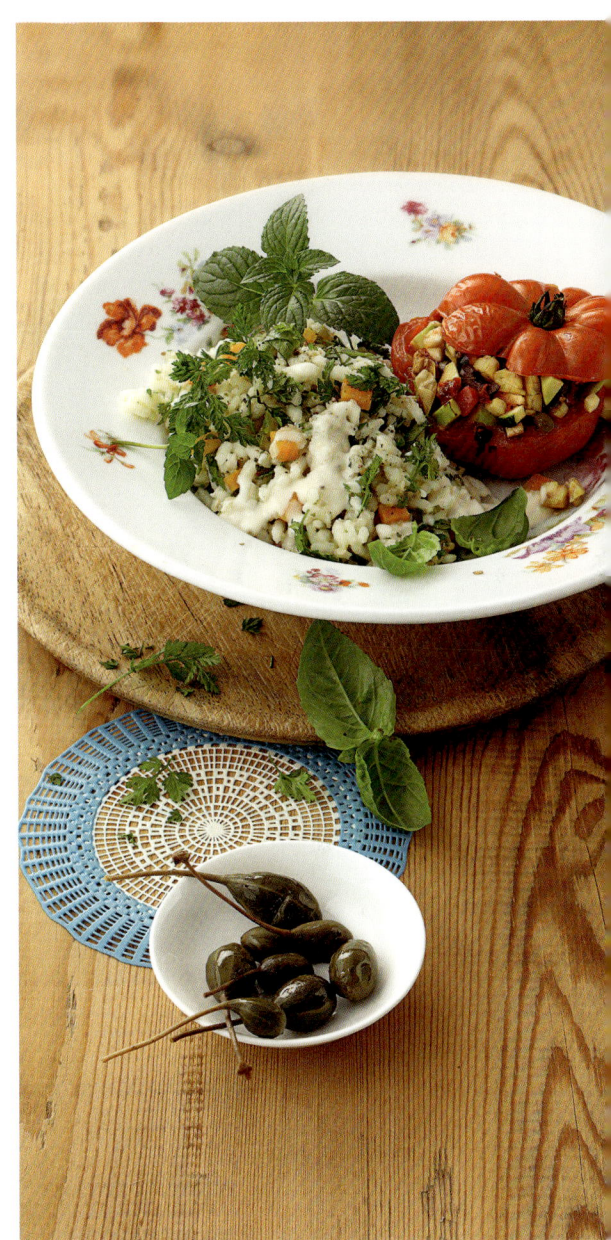

MEDITERRANE RATATOUILLE

1 Zucchino | 1 rote Paprikaschote | 1 Aubergine | 10 Champignons | 2 Zwiebeln | 2 Knoblauchzehen | 1 TL Koriandersamen | 1 Zweig Rosmarin | 2 Zweige Thymian | 8 EL Olivenöl | 1 TL Chilipaste | 8 Pfefferkörner | 2 EL Tomatenmark | 1 EL Gemüsebrühe (Pulver) | 2 TL getr. Majoran | 2 TL Himbeermarmelade | Salz | schwarzer Pfeffer aus der Mühle

Für 2 Personen | ca. 50 Min. Zubereitung

1 Den Zucchino waschen und in 1 ½ cm große Würfel schneiden. Die Paprikaschote waschen, entkernen und in gleich große Würfel schneiden. Mit der Aubergine ebenso verfahren. Die Pilze putzen und vierteln. Die Zwiebeln abziehen, vierteln und in Scheiben schneiden. Den Knoblauch abziehen und klein würfeln. Den Koriander in einem Mörser zermahlen. Die Kräuterzweige waschen, trocken schütteln, abzupfen und die Nadeln bzw. Blättchen fein hacken.

2 Für die Sauce in einem Topf 2 EL Öl erhitzen. Die Chilipaste und die Pfefferkörner unterrühren. Das Tomatenmark einrühren und kurz mitdünsten. 400 ml Wasser angießen und den gemahlenen Koriander, das Brühepulver, Majoran und Rosmarin zugeben und zum Kochen bringen. Bei schwacher Hitze 10 – 15 Min. köcheln lassen. Die Himbeermarmelade unterrühren und mit Chilipaste, Salz und Pfeffer aus der Mühle abschmecken. Weitere 10 Min. köcheln lassen.

3 Inzwischen 1 EL Öl in einer Pfanne erhitzen und die Zucchiniwürfel einlegen. Mit Salz, Pfeffer und Thymian würzen und in ca. 7 Min. garen. Dann in einen Topf geben. Wieder 1 EL Öl in der Pfanne erhitzen, die Auberginenwürfel hineingeben, salzen, pfeffern und mit Thymian würzen und 3 Min. anbraten. Noch 1 EL Öl zugeben, in ca. 7 Min. garen und zu den Zucchini in den Topf geben. Danach die gewürzten Paprikastücke in 1 EL Öl in 10 Min. garen und zuletzt die Pilze in 1 EL Öl in 10 – 12 Min. garen. Beides ebenfalls in den Topf geben. Zum Schluss die Zwiebeln und den Knoblauch in 1 EL Öl glasig dünsten und unter das Gemüse mischen. Mit Brühepulver abschmecken, die Tomatensauce unterheben und alles noch mal kurz aufkochen.

4 Auf zwei Tellern anrichten und servieren. Nach Belieben und wenn Sie es gehaltvoller mögen, frisch gegarten Vollkornreis dazu reichen.

ZUCCHINIBOOT

2 Zucchini (à ca. 25 cm Länge) |
100 g Couscous | 300 ml Gemüsebrühe |
2 Zwiebeln | 1 Kohlrabi | 1 Rote Bete | 1 Möhre |
2 Radieschen | 5 Pilze (z. B. Champignons) |
2 rote Paprikaschoten | 4 EL Öl | 1 geh. EL
Mehl | 100 ml Kokosmilch | 1 EL Kurkuma |
Salz | schwarzer Pfeffer aus der Mühle

Für 2 Personen | 35 Min. Zubereitung

1 Zucchini waschen, putzen, längs halbieren
und mit einem Löffel entkernen. Couscous auf
einem Sieb abspülen und in einen Topf geben.
100 ml Gemüsebrühe aufkochen lassen, darübergießen und 15 Min. quellen lassen. Den Ofen
auf 180° vorheizen.

2 Für die Füllung Zwiebeln abziehen und fein
würfeln. Kohlrabi, Rote Bete und Möhren waschen, schälen und klein würfeln. Radieschen
waschen und putzen, Pilze putzen und beides in
kleine Würfel schneiden. Paprikaschoten waschen, putzen, entkernen und klein würfeln.

2 EL Öl in einer Pfanne erhitzen und die Hälfte
der Zwiebelwürfel darin goldbraun anschwitzen.
Kohlrabi-, Rote Bete- und Möhrenwürfel bei
mittlerer Hitze ca. 7 – 10 Min. anbraten. Radieschen, Pilze und Paprika unterrühren und
ca. 5 Min. scharf anbraten. Couscous gut untermischen. Zucchinihälften leicht salzen und mit
der Masse füllen. Auf ein mit Backpapier belegtes Blech legen und ca. 15 – 20 Min. im Ofen
(Mitte) backen.

3 Inzwischen für die Sauce 2 EL Öl in einem
Topf erhitzen und die übrigen Zwiebelwürfel glasig dünsten. Das Mehl mit dem Schneebesen
unterrühren. Nach und nach 200 ml Gemüsebrühe dazugießen und ca. 10 – 20 Min. zugedeckt leicht köcheln. Die Kokosmilch locker darin verquirlen, Kurkuma unterrühren und nach
Belieben salzen. Kräftig mit Pfeffer würzen. Die
Zucchiniboote auf zwei Tellern anrichten und mit
Sauce beträufeln. Dazu schmeckt Vollkornba-
guette mit veganer Kräuterbutter.

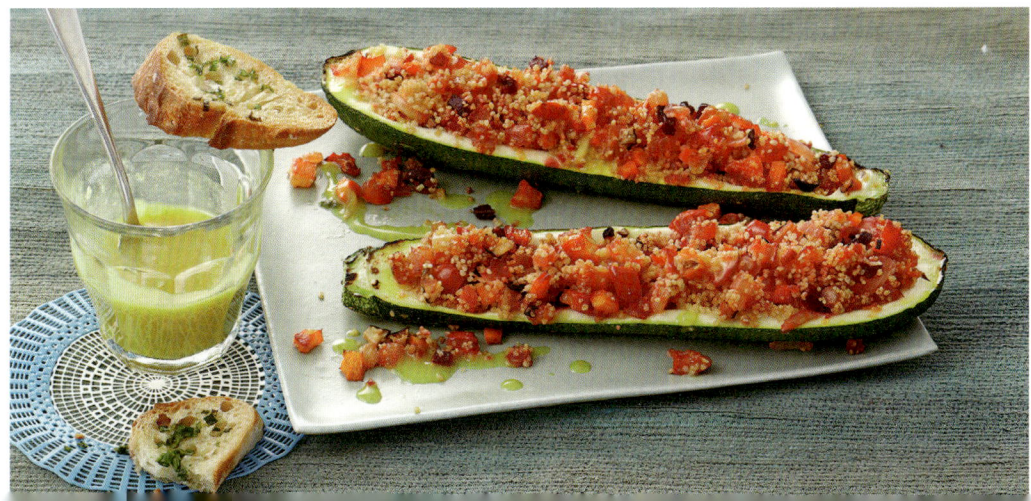

SCHNELLE ANTIPASTI

3 Champignons | 1 kleine rote Paprikaschote |
1 kleiner Zucchino | Salz | schwarzer Pfeffer
aus der Mühle | 2 Knoblauchzehen | 5 EL Oli-
venöl | 10 g Pinienkerne | 1 Handvoll Rucola |
1 EL Balsamicocreme | 1 TL Bio-Kräutersalz |
schwarzer Pfeffer aus der Mühle

Für 2 Personen | 10 Min. Zubereitung

1 Die Pilze putzen und vierteln. Die Paprikaschote waschen, halbieren, die weißen Trennhäute entfernen, entkernen und das Fruchtfleisch in feine Scheiben schneiden. Den
Zucchino waschen, putzen und in dickere Scheiben schneiden. Alles in eine Schüssel geben
und mit Salz und Pfeffer aus der Mühle würzen.
2 4 EL Öl in einer Pfanne erhitzen und Pilze, Paprika und Zucchinischeiben ca. 4 Min. bei mittlerer Hitze anbraten. Den Knoblauch abziehen
und darüberpressen. Alles gut schwenken und
das Gemüse herausheben, bevor der Knoblauch
braun wird. In einer Schüssel beiseitestellen.
3 Die Pinienkerne in einer Pfanne ohne Fett anbraten. Den Rucola waschen, putzen, trocken
schleudern und auf 2 Tellern verteilen. Die Ge-
müse-Antipasti darauf anrichten. Über jede Por-
tion je 1 EL Olivenöl und ½ EL Basamicocreme
träufeln, mit je ½ TL Kräutersalz und Pfeffer würzen und die Pinienkerne darüberstreuen.

TOFUSTÄBCHEN MIT SPINAT UND BRATKARTOFFELN

400 g Tofu (natur) | Saft von 2 Bio-Zitronen |
3 EL Semmelbrösel | 2 TL Polenta | 2 Algen-
blätter (z. B. Nori) | 2 EL Dinkelmehl |
4 EL Olivenöl | 1000 g Mangold oder Spinat |
3 Zwiebeln | ½ TL ger. Muskatnuss | 2 TL Salz |
schwarzer Pfeffer aus der Mühle | 4 TL Gemü-
sebrühe (Pulver) | 400 ml Hafersahne |
2 TL Kurkuma | 8 festkochende Kartoffeln |
2 EL Kokosöl | 1 TL Kümmelpulver | ½ TL
Kreuzkümmelpulver | 1 Msp. Cayennepfeffer |
150 g Räuchertofu | ½ TL Zimtpulver

Für 2 Personen | 50 Min. Zubereitung

1 Für die Tofustäbchen den Tofu in 1 cm breite
und 10 cm lange Stäbchen schneiden. Mit einer
Gabel mehrmals einstechen, in einen tiefen Teller geben und mit Zitronensaft marinieren.
2 Für die Panade die Semmelbrösel und das
Polentapulver in einen tiefen Teller streuen. Die
Algenblätter in Streifen schneiden, in einem
zweiten tiefen Teller kurz in 3 – 4 EL Wasser einweichen und das Mehl sorgfältig unterrühren.
Dann die Tofistäbchen zuerst durch die Algenmi-
schung ziehen und in der Semmelbröselmischung wälzen. 1 EL Olivenöl in einer Pfanne erhitzen und die Sticks darin von beiden Seiten in
ca. 3 Min. anbraten und warm stellen.
3 Für den Spinat 1 Zwiebel abziehen und fein
würfeln. Spinat gründlich waschen, putzen und
evtl. klein schneiden. 2 EL Öl in einem Topf er-

hitzen und die Zwiebelwürfel darin glasig dünsten. Mit frisch geriebenem Muskat, Salz und Pfeffer aus der Mühle sowie Brühepulver würzen. Den Spinat unterheben und in ca. 5 Min. bei mittlerer Hitze zusammenfallen lassen. Die Hafersahne unterrühren, 5 Min. köcheln lassen und nochmals mit den Gewürzen abschmecken. Kurkuma unterrühren und das Gemüse ca. 3 Min. bei schwacher Hitze köcheln lassen. Den Topf vom Herd ziehen und den Spinat warm stellen.

4 Für die Bratkartoffeln die Kartoffeln waschen, schälen und in Scheiben schneiden. 2 Zwiebeln abziehen und fein würfeln. Das Kokosöl in einer Pfanne erhitzen und die Kartoffeln mit den rohen Zwiebeln darin knusprig braten. Dabei immer wieder wenden und mit Kümmel sowie Cayennepfeffer kräftig würzen. Den Räuchertofu in kleine Würfel schneiden. In einer zweiten Pfanne 1 EL Olivenöl erhitzen und die Tofuwürfel darin in ca. 7 Min. anbraten, bis der Geruch an Speck erinnert. Die Würfel unter die Bratkartoffeln heben, noch ca. 3 Min. braten und mit Zimtpulver bestreuen.

5 Den Spinat, die Tofustäbchen zusamen mit den Bratkartoffeln auf zwei Tellern anrichten und servieren.

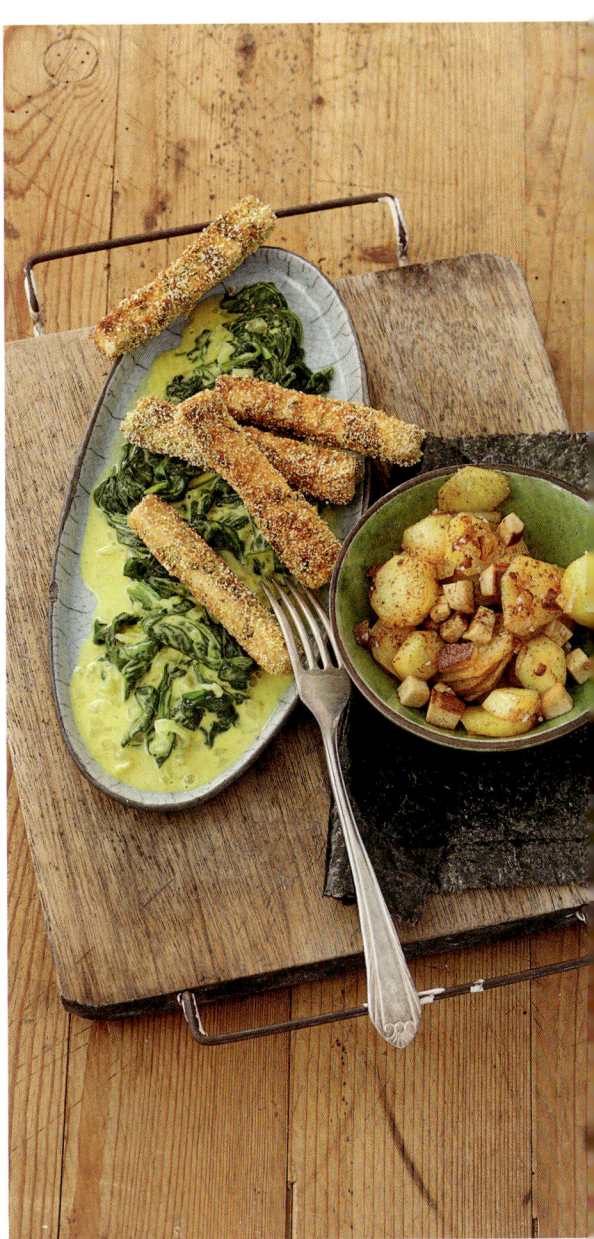

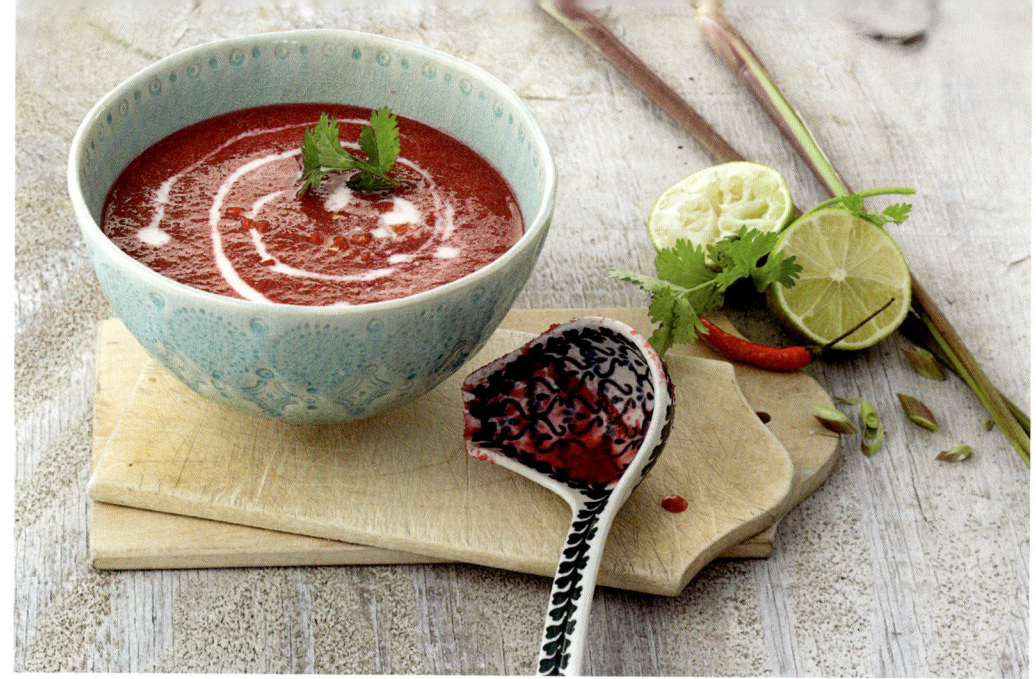

ROTE-BETE-SUPPE

1 Zwiebel | 2 Knoblauchzehen | 50 g frische
Ingwerwurzel | 1 Stängel Zitronengras |
2 EL Kokosöl | 1 TL Ahornsirup | 300 g Rote
Bete | 400 ml Gemüsebrühe | 1 kleine rote
Chilischote | 7 Korianderblätter | Saft von
1 Bio-Limette | Salz | schwarzer Pfeffer aus der
Mühle | 50 ml Hafersahne

Für 2 Personen | 30 Min. Zubereitung

1 Die Zwiebel und den Knoblauch abziehen
und beides fein würfeln. Den Ingwer schälen
und klein hacken. Das untere Drittel von dem Zitronengras abschneiden und fein würfeln. Das
Öl in einer Pfanne erhitzen und Zwiebel, Knoblauch, Ingwer, Zitronengras und Ahornsirup darin 3 Min. unter Rühren dünsten.

2 Die Rote Bete waschen, schälen (dazu Einmalhandschuhe verwenden), klein schneiden
und in die Pfanne geben. Die Gemüsebrühe dazugießen und alles ca. 15 Min. bei schwacher
Hitze köcheln lassen.

3 Die Chilischote waschen, längs halbieren,
entkernen und fein hacken. Korianderblätter abspülen und trocken tupfen. Die Chiliwürfel und
den Limettensaft in die Suppe geben. Alles in
ein hohes Gefäß gießen und mit dem Stabmixer
pürieren. Zurück in den Topf geben, noch 5 Min.
bei schwacher Hitze köcheln lassen und mit Salz
und Pfeffer würzen.

4 In zwei Suppenschüsseln anrichten, jeweils
etwas Hafersahne dekorativ unterziehen und
mit Koriandergrün garnieren.

BLUMENKOHLCURRY IN DATTELKOKOSMILCH

1 EL Korianderkörner | 1 TL Senfkörner |
6 schwarze Pfefferkörner | 20 g Ingwer |
1 Zwiebel | 2 Möhren | ½ Blumenkohl |
10 Datteln | 1 Prise Pimentpulver | 1 Msp.
Muskatnuss | 2 EL Kurkuma | 1 TL Zimtpulver |
1 Msp. Cayennepfeffer | 1 TL Kreuzkümmel-
pulver | 2 EL Sesamsamen | 2 EL Kokosfett |
400 ml Kokosmilch | Salz | schwarzer Pfeffer
aus der Mühle | 1 Knoblauchzehe

Für 2 Personen | 30 Min. Zubereitung

1 Die Koriander-, Senf- und Pfefferkörner im
Mörser fein zermahlen. Die Ingwerwurzel schälen und sehr fein würfeln. Die Zwiebel abziehen
und ebenfalls fein würfeln. Die Möhre waschen,
schälen und klein schneiden. Den Blumenkohl
waschen, putzen, den Strunk entfernen und in
Röschen teilen. Die Datteln entkernen und in
sehr kleine Stücke schneiden.

2 Für die Gewürzmischung eine Pfanne ohne
Öl erhitzen und die gemahlenen Gewürze sowie
das Pimentpulver, frisch geriebene Muskatnuss,
Kurkuma, Zimt, Cayennepfeffer, Kreuzkümmel-
pulber und Sesamsamen darin ca. 5 Min. unter
Rühren bei mittlerer Hitze anrösten, bis die Ge-
würz-Sesam-Mischung duftet. Vom Herd ziehen
und beiseitestellen.

3 Für das Röstgemüse das Kokosfett in einem
Topf erhitzen, Zwiebel- und Ingwerwürfel darin
2 Min. bei mittlerer Hitze scharf anbraten. Die

Möhrenstücke unterrühren und 5 Min. braten.
Den Blumenkohl und die gerösteten Gewürze
untermischen und alles unter Rühren bei mittlerer Hitze ca. 7 Min. dünsten.

4 In einem kleinen Topf die Kokosmilch erhitzen und über das Gemüse gießen. Die Dattelstü-
cke hinzufügen und das Gemüse mit Salz und
Pfeffer würzen und 7 Min. bei schwacher Hitze
bissfest köcheln lassen.

5 Nach Belieben mit den Gewürzen abschmecken und auf zwei tiefen Tellern anrichten.

DAZU SCHMECKT

Für eine gehaltvollere und etwas farbigere
Variante des Blumenkohlcurrys garen Sie
eine Handvoll Basmati-Reis nach Packungsanleitung und mischen vor dem Anrichten etwas Kurkumapulver darunter.

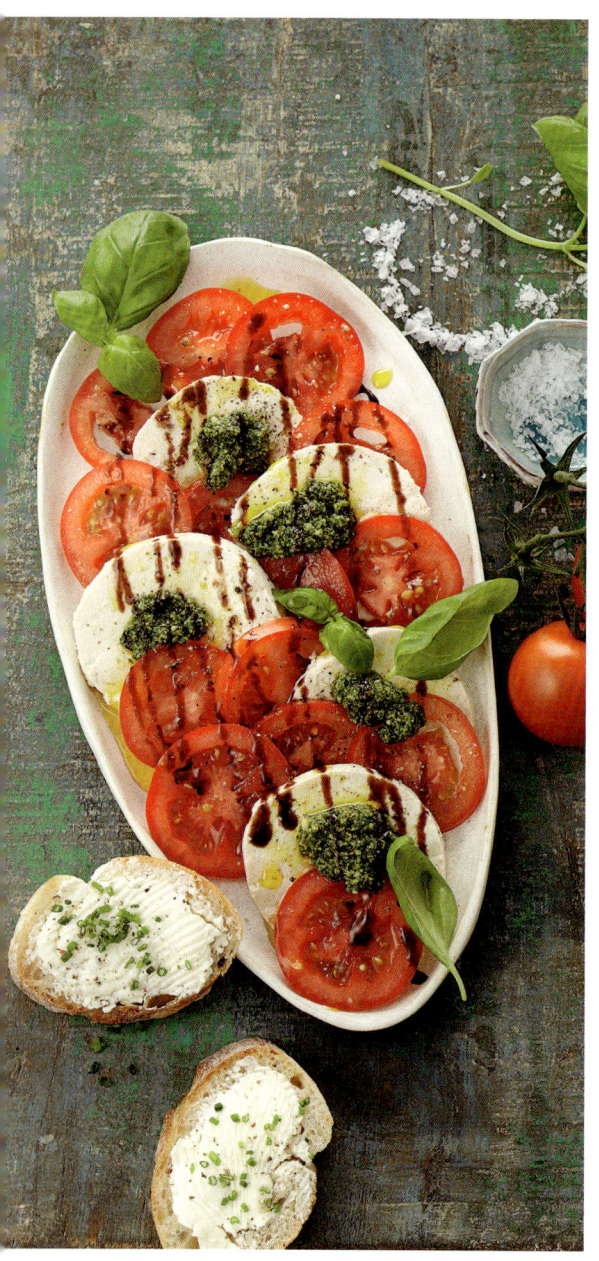

TOMATEN-TOFU-CAPRESE MIT BASILIKUM-PESTO

1 Bund Basilikum | 1 Knoblauchzehe |
50 g Cashewnüsse | Salz | schwarzer Pfeffer
aus der Mühle | 6 EL Olivenöl | 400 g Tofu
(natur) | 2 Tomaten | 2 TL Balsamicocreme

Für 2 Personen | 20 Min. Zubereitung

1 Für das Pesto Basilikum waschen, trocken
schütteln und die Blätter abzupfen. 5 Basilikumblätter für die Garnitur beiseitelegen. Den Knoblauch abziehen. Basilikumblätter, Nüsse und
Knoblauch in ein hohes Gefäß geben, mit Salz
und Pfeffer würzen und mit dem Stabmixer fein
pürieren. Dabei 3 EL Öl einfließen lassen.
2 Den Tofu mit einem runden Ausstecher
(Ø 10 cm) auslösen und in ½ cm dicke Scheiben
schneiden. 3 EL Olivenöl mit Salz und Pfeffer in
einem tiefen Teller verrühren und die Tofuscheiben darin ca. 3 Min. marinieren. Die Tomaten
waschen, von den Stielansätzen befreien und in
½ cm dicke Scheiben schneiden.
3 Auf einem großen Teller anrichten. Dabei auf
jede Tofuscheibe einen Klecks Pesto setzen und
dachziegelartig mit den Tomatenscheiben bedecken. Mit Basilikumblättern garnieren und die
Balsamicocreme in Streifen darüberziehen.

DAZU SCHMECKT

Fein dazu schmeckt frisches Baguette mit
Margarine, Schnittlauch und Salz.

LAUCH-TOMATEN-QUICHE

200 g vegane Margarine | 400 g Mehl |
2 TL Backpulver | 1 TL Sojamehl | 2 – 3 TL Salz |
schwarzer Pfeffer aus der Mühle | 2 Prisen Zucker | 500 ml Sojasahne | 6 TL Speisestärke |
1 – 2 TL Salz | Saft von ½ Bio-Zitrone | ½ TL
ger. Muskatnuss | 1 TL Senf | 1 EL Sojasauce |
2 – 3 EL Hefeflocken | 2 Stangen Lauch | 6 – 7
Kirschtomaten | 1 Pck. Räuchertofu | 2 EL Öl

Für 2 Personen | 20 Min. Zubereitung |
ca. 30 Min. Backzeit

1 Für den Teigboden in einem Topf die Margarine schmelzen. In einer großen Schüssel das
Mehl, 100 ml Wasser, Backpulver, Sojamehl,
1 TL Salz und 1 Prise Zucker vermischen und
kräftig mit den Händen zu einem Teig kneten.
Eine Spring- oder Quicheform mit der flüssigen
Margarine ausstreichen. Den Teig einlegen,
gleichmäßig in der Form verteilen und seitlich
einen Rand hochziehen.

2 Für die Sahnemischung in einem zweiten
Topf die Sojasahne zum Kochen bringen. Die
Speisestärke mit etwas kaltem Wasser verrühren, zu der Sahne geben und alles unter Rühren
noch mal kurz aufkochen. Den Topf vom Herd
ziehen. Mit 1 – 2 TL Salz, 1 Prise Zucker, Zitronensaft, Pfeffer und frisch geriebenem Muskat
würzen. Anschließend den Senf, die Sojasauce
und die Hefeflocken einrühren.

3 Den Ofen auf 180° vorheizen.

4 Für den Belag den Lauch waschen, putzen
und in dünne Ringe schneiden. Die Kirschtomaten waschen und in Scheiben schneiden. Den
Räuchertofu klein würfeln. Das Öl in einer Pfanne erhitzen und den Tofu darin so lange anbraten, bis er nach Speck duftet. Die Lauchscheiben
unter Rühren ca. 2 Min. mitdünsten. Etwas von
der Sojasahnemischung auf dem Quicheboden
verstreichen. Lauch und Tofu darüberstreuen
und anschließend mit den Tomatenscheiben belegen. Mit der restlichen Sahnemischung übergießen und 30 – 35 Min. im Ofen (Mitte) backen.

INFO

FÜR DEN GUTEN GESCHMACK
Während man früher durch Räuchern
vor allem die Haltbarkeit der Lebensmittel erhöhte, räuchert man heute
aus Geschmacksgründen. Das gilt
auch für Tofu. Das besondere Aroma
kommt durch die verwendeten Holzarten zustande. Besonders Buchenholz verleiht ein angenehmes Räucheraroma. Idealerweise wird in der
Tofurei im Reiberauchverfahren geräuchert, wobei Rauch ohne schädliche Rückstände entsteht.

ASIA-SÜPPCHEN MIT ZITRONENGRAS

1 EL Gemüsebrühe (Pulver) | 1 Beutel grüner Tee | 1 EL Sojasauce | 1 Stängel Zitronengras | 1–2 cm frischer Ingwer | 300 g Shiitake-Pilze | ½ Pck. Sojasprossen | ½ rote Chilischote | 2 Stängel Koriander

Für 2 Personen | ca. 25 Min. Zubereitung

1 In einem Topf 750 ml Wasser zum Kochen bringen und den Brühwürfel darin unter Rühren auflösen. Den Teebeutel mit dem grünen Tee ca. 5 Min. darin ziehen lassen (nicht mehr kochen!) und die Sojasauce unterrühren.

2 Das Zitronengras waschen, schälen, die holzigen Enden abschneiden und längs in Streifen schneiden. Die frische Ingwerwurzel schälen und in dünne Scheiben schneiden. Zitronengras und Ingwer in die Suppe geben. Die Pilze mit einem Küchenpapier abtupfen, putzen und in Scheiben schneiden, zugeben und ca. 7 Min. bei schwacher Hitze köcheln lassen.

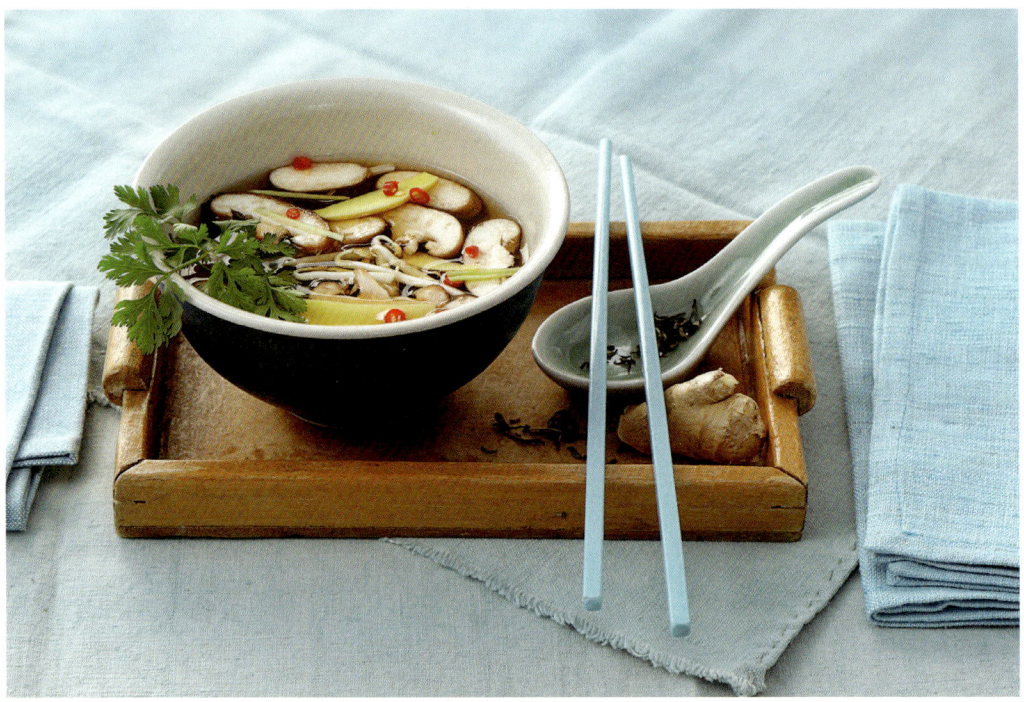

3 Die Sojasprossen auf einem Sieb abspülen. Die Chilischote waschen, längs halbieren, entkernen und klein schneiden. Den Koriander waschen, trocken schütteln, abzupfen und die Blätter fein hacken. Den Topf mit der Suppe vom Herd ziehen, die Sprossen in die Suppe geben und ca. 4 Min. ziehen lassen. Chilischotenwürfel und Korianderblätter einstreuen.

4 Die Asia-Suppe in zwei Schüsseln anrichten und nach Belieben mit Stäbchen servieren.

TIPP

FÜR DEN VORRAT
Nach Belieben können Sie von dieser Suppe auch die doppelte oder dreifache Menge kochen und diese portionsweise einfrieren. Alle verwendeten Zutaten wirken günstig auf den Stoffwechsel und stärken das Immunsystem. Ein ideales Gericht für Herbst und Winter.

KARTOFFELAUFLAUF MIT STEINPILZEN

400 g festkochende Kartoffeln | 300 g frische Steinpilze (oder andere Pilze) | 2 Knoblauchzehen | 4 EL Olivenöl | 2 Stängel glatte Petersilie | Salz | schwarzer Pfeffer aus der Mühle

Für 2 Personen | 20 Min. Zubereitung | 50 Min. Backzeit

1 Den Backofen auf 180° vorheizen.

2 Die Kartoffeln waschen, schälen und in 3 mm dicke Scheiben schneiden. Die Pilze vorsichtig sauber bürsten und ebenfalls in 3 mm dicke Scheiben schneiden. Die Knoblauchzehen abziehen. Die Petersilie waschen, trocken schütteln, abzupfen und die Blättchen fein hacken.

3 Eine Auflaufform mit 1 EL Öl auspinseln, den Boden mit Kartoffelscheiben belegen und darauf eine Lage Pilze schichten. Mit Salz und Pfeffer würzen, 1 Knoblauchzehe darüberpressen und die Petersilie darüberstreuen. Den Vorgang wiederholen und mit Kartoffelscheiben abschließen. Mit Olivenöl beträufeln und an der Seite etwas Wasser in die Form gießen. Den Auflauf mit Alufolie abdecken, in den Ofen (Mitte) geben und 20 Min. backen. Die Folie entfernen und in ca. 30 Min. goldbraun backen.

4 Den Auflauf portionsweise auf zwei Tellern anrichten und heiß servieren.

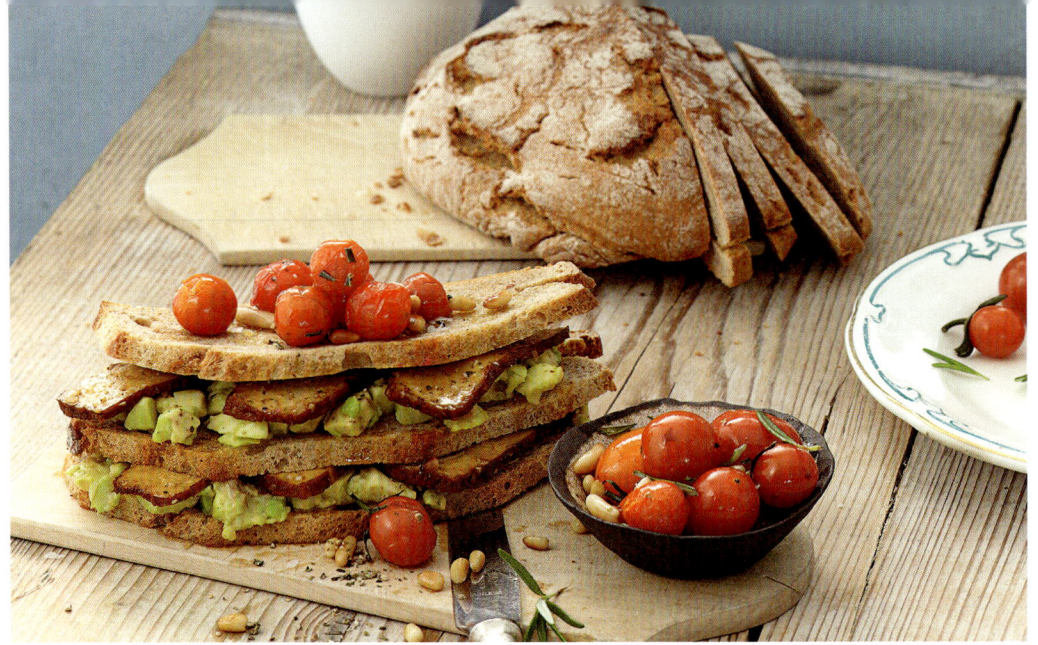

AVOCADO-TOFU-TOAST MIT KIRSCHTOMATEN

300 g Kirschtomaten | ca. 3 EL Olivenöl |
1 EL Balsamicoessig | ½ EL Rohrzucker |
Meersalz | schwarzer Pfeffer aus der Mühle |
1 Zweig Rosmarin | 1 reife Avocado | Saft von
½ Bio-Zitrone | 50 g Pinienkerne | 200 g Räu-
chertofu | 6 Scheiben Holzofenbrot

Für 2 Personen | ca. 30 Min. Zubereitung

1 Den Ofen auf 200° (Umluft) vorheizen.

2 Tomaten waschen, halbieren, auf ein Backblech legen und mit 1 ½ EL Öl, Balsamico, Zucker, Salz und Pfeffer würzen. Rosmarin waschen, trocken schütteln, abzupfen und fein
hacken. Über die Tomaten streuen und gut mischen. Im Ofen (Mitte) 15 Min. schmoren.

3 Inzwischen die Pinienkerne in einer Pfanne
ohne Fett bei mittlerer Hitze rösten, bis sie Farbe
annehmen. Die Avocado halbieren, entkernen
und schälen. Das Fruchtfleisch klein würfeln und
mit Zitronensaft, etwas Öl, Salz und Pfeffer würzen. Den Räuchertofu in dünne Scheiben
schneiden und in einer Pfanne ohne Fett bei
mittlerer Hitze auf jeder Seite ca. 3 Min. rösten.

4 Die Brotscheiben entrinden. 2 Scheiben mit
etwas Olivenöl und Avocadocreme bestreichen,
dann mit Tofuscheiben belegen und je einer
Brotscheibe abdecken. Den Vorgang wiederholen, die Toasts auf ein mit Backpapier belegtes
Backblech geben, in den Ofen (Mitte) schieben
und auf jeder Seite 5 Min. bei 180° toasten.

5 Die Avocado-Tofu-Toasts auf zwei Tellern anrichten, mit Pinienkernen bestreuen und lauwar-
men Kirschtomaten servieren.

LINSENEINTOPF MIT THYMIAN UND KASTANIEN

12 Esskastanien | 1 Zweig Thymian | 1 EL Olivenöl | 1 Knoblauchzehe | 200 g Castelluccio-Linsen (oder Berglinsen) | 1 Lorbeerblatt | 1 Dose Eiertomaten (150 g) | 1–2 Prisen Cayennepfeffer | Salz | schwarzer Pfeffer aus der Mühle | 2 Stängel glatte Petersilie

Für 2 Personen | ca. 35 Min. Zubereitung

1 Den Ofen auf 180° (Umluft) vorheizen.

2 Die Kastanien mit einem scharfen Messer einschneiden, auf ein Backblech geben und auf der mittleren Schiene im Ofen in ca. 20 Min. rösten. Inzwischen den Thymian waschen, trocken schütteln und die Blättchen abzupfen. Die gegarten Esskastanien aus dem Ofen nehmen, noch warm schälen und anschließend in grobe Stücke hacken. Danach beiseitestellen.

3 Das Öl in einem größeren Topf erhitzen. Den Knoblauch abziehen und hineinpressen. Die Linsen auf einem Sieb abspülen und unter Rühren einstreuen. Die Thymianblättchen untermischen und den Lorbeer einlegen. Alles mit Wasser bedecken und zugedeckt bei schwacher Hitze ca. 25 Min. köcheln lassen. Dabei gelegentlich umrühren. Sollte die Suppe zu dickflüssig sein, noch etwas heißes Wasser unterrühren.

4 Die Kastanienstücke und die Eiertomaten unter die Linsen rühren. Alles kräftig mit Cayennepfeffer würzen und 10 Min. köcheln lassen. Die Petersilie waschen, trocken schütteln, abzupfen und die Blättchen fein hacken. Erst zum Schluss den Eintopf mit Salz und Pfeffer würzen.

5 Den Linseneintopf auf zwei tiefen Tellern oder in Suppenschüsseln anrichten und mit Petersilie bestreut servieren.

VARIANTE

In der warmen Jahreszeit können Sie die Esskastanien auch durch frische Tomatenstücke ersetzen und den Cayennepfeffer durch ein Stück fein gehackte Chilischote.

INFO

LIEBLING DER GOURMETS

Früher galten Linsen eher als Arme-Leute-Essen, da sie lange lagerbar, sehr sättigend und preiswert sind. Doch diese Zeiten sind passé. Längst hat auch die Gourmet-Küche die aus dem Orient stammende Hülsenfrucht für sich entdeckt. Sie ist sehr vielseitig, wandlungsfähig und macht auch optisch viel her. Auch ihre inneren Werte hinsichtlich Eiweiß- und Ballaststoffgehalt sind beachtlich. Waschen Sie Linsen vor dem Kochen gut. Ungeschälte Sorten über Nacht einweichen und am nächsten Tag in frischem, kaltem Wasser aufsetzen und ohne Salz kochen, da sie sonst nicht weich werden.

TOMATEN-BRUSCHETTA MIT APRIKOSEN

2 getr. Aprikosen | 2 Stängel Basilikum |
1 EL Pinienkerne | 8 getr. Tomatenhälften
(Glas) | Salz | schwarzer Pfeffer aus der
Mühle | 2 EL Olivenöl | 4 Scheiben Baguette |
1 Knoblauchzehe

Für 2 Personen | ca. 20 Min. Zubereitung

1 Für den Belag die getrockneten Aprikosen
fein schneiden. Das Basilikum waschen, trocken
schütteln, abzupfen und die Blätter grob zerteilen. Die Pinienkerne in einer Pfanne ohne Fett
bei mittlerer Hitze goldbraun rösten. Die ge
trockneten Tomaten eventuell auf Küchenpapier
entfetten, klein schneiden, in eine Schüssel geben und mit dem Basilikum, den Aprikosen-
stückchen und den Pinienkernen vermischen.
Nach Geschmack mit Salz und Pfeffer würzen.

2 1 EL Olivenöl in einer Pfanne erhitzen und die
Brotscheiben darin von beiden Seiten goldbraun rösten. Anschließend auf Küchenpapier
legen und entfetten.

3 Den Knoblauch abziehen und halbieren. Die
Baguettescheiben mit den Schnittflächen einrei-
ben und salzen. Die Tomaten-Aprikosen-Masse
auf die Brote streichen.

4 Die Bruschette mit Olivenöl beträufeln und
warm servieren

INFO

STOFFWECHSELHELFER NIACIN

Getrocknete Aprikosen sind ebenso wie
getrocknete Bananen und Feigen reich
an dem Niacin (Vitamin B_3), das sich nur
selten in pflanzlichen Produkten befin-
det. Wir nehmen Niacin meist über die
Nahrung auf. Es kann auch aus bestimmten Aminosäuren gebildet werden. Niacin
wird zur Energiebildung in den Körper-
zellen sowie zur Bildung von Neurotrans-
mittern (Überträger von Nervenreizen)
benötigt. Niacin sorgt für ein gesundes
Hautbild und eine gute Verdauung, da es
am Eiweiß-, Fett- und Kohlenhydratstoff-
wechsel beteiligt ist.

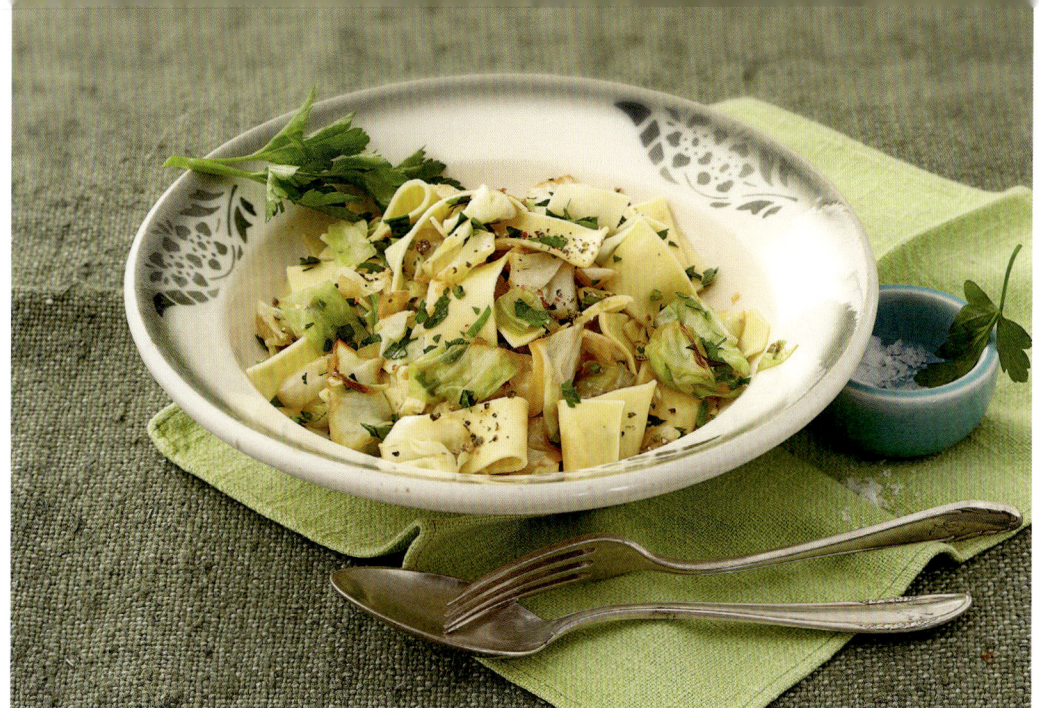

KRAUTFLECKERL

ca. 300 g Weißkraut (Frühkraut) | 1 kleine Zwiebel | 250 g Fleckerlnudeln (oder andere nicht zu große Nudeln) | ½ Bund glatte Petersilie | 1 TL Zucker | 1 EL Essig | 2 EL vegane Butter | 50 ml Gemüsebrühe oder Wasser | Salz | schwarzer Pfeffer aus der Mühle

Für 2 Personen | ca. 30 Min. Zubereitung

1 Den Krautkopf waschen, halbieren, vom Strunk befreien und die Blätter abziehen. Die groben Rippen herausschneiden und die Blätter in ca. 1 x 1 cm große Quadrate schneiden. Die Zwiebel abziehen und fein würfeln.

2 Die Nudeln in einem großen Topf mit reichlich Salzwasser nach Packungsanleitung al dente kochen. Die Petersilie waschen, trocken schütteln, abzupfen und die Blättchen anschließend fein hacken.

3 Den Zucker in einem mittelgroßen Topf mit 3 EL Wasser erhitzen und unter Rühren bei starker Hitze schmelzen, bis er karamellisiert. Mit Essig ablöschen und alles einkochen. Die Butter zufügen und die Zwiebelwürfel darin bei mittlerer Hitze glasig dünsten. Das Kraut zufügen, mit Salz und Pfeffer würzen, etwas Brühe angießen und die Weißkrautblätter unter Rühren zusammenfallen lassen.

4 Die Nudeln auf ein Sieb geben und kalt abschrecken. Geichmäßig unter das gedünstete Kraut mischen. Mit Petersilie bestreut servieren.

GAZPACHO VEGAN MIT CROÛTONS

ca. 300 g Salatgurke | 500 g reife Tomaten |
1 rote Paprikaschote | 1–2 getr. Tomaten
(Glas) | 3 EL Olivenöl | 2 EL Rotweinessig |
200 ml Gemüsebrühe | 2 Scheiben Weißbrot |
Salz | schwarzer Pfeffer aus der Mühle |
1 Prise Zucker

Für 4 Personen | ca. 20 Min. Zubereitung

1 Die Gurke waschen, schälen, längs halbieren
und mit einem Löffel entkernen. Die Tomaten
waschen, von Stielansätzen befreien, mit kochendem Wasser überbrühen und häuten. Das
Fruchtfleisch halbieren und entkernen.

2 Die Paprikaschote waschen, längs halbieren,
die weißen Trennhäute entfernen und entkernen. Anschließend das Fruchtfleisch in kleine
Stücke schneiden.

3 Jeweils ein Stück Gurke, eine Tomatenhälfte
und ein Stück Paprikaschote klein würfeln und
die Würfel beiseitestellen.

4 Das übrige Gemüse mit den getrockneten
Tomaten in einem hohen Gefäß mit dem Stabmixer pürieren. 2 EL Öl, Essig und Brühe dazugeben und alles durchmixen. Mit Salz, Pfeffer
und Zucker würzen und kalt stellen.

5 Eine Brotscheibe mit 1 EL Olivenöl und der
Gemüsebrühe in ein zweites Gefäß geben.
Ebenfalls pürieren und unter die Suppe mixen.

6 Für die Croûtons die andere Weißbrotschei-
be in 1 x 1 cm große Würfel schneiden. 1 EL Olivenöl in einer Pfanne erhitzen und die Brotwür-
fel darin goldbraun rösten.

7 Die Gemüsewürfel in zwei Suppenschalen
verteilen, Gazpacho darübergießen und eiskalt
servieren. Nach Belieben mit den knusprigen
Croûtons bestreuen.

INFO

FÜR DEN VORRAT
Nach Belieben können Sie von dieser
Suppe auch die doppelte oder dreifache Menge kochen und diese portionsweise einfrieren. Alle verwendeten Zutaten wirken günstig auf den
Stoffwechsel und stärken das Immunsystem. Ein ideales Gericht für Herbst
und Winter.

SEITANGULASCH MIT PILZEN

1 kleine Zwiebel | ca. 250 g Shiitakepilze oder braune Champignons | ca. 200 g Seitan | 3 EL Pflanzenöl | Salz | schwarzer Pfeffer aus der Mühle | ½ EL Weizenmehl (Type 405) | 1 EL Paprikapulver, edelsüß | 150 ml Gemüsebrühe | 80 ml Hafersahne

Für 2 Personen | ca. 25 Min. Zubereitung

1 Die Zwiebel abziehen und fein würfeln. Die Pilze putzen, größere Exemplare halbieren. Den Seitan in ca. ½ cm dicke Streifen schneiden.

2 In einer Pfanne das Öl erhitzen und den Seitan von beiden Seiten bei mittlerer Hitze scharf anbraten. Herausnehmen, auf Küchenpapier legen und entfetten.

3 Die Zwiebelwürfel in die Pfanne geben und andünsten. Die Pilze unterrühren, salzen und pfeffern, mit Mehl bestäuben und ca. 1 Min. mitrösten. Das Paprikapulver einrühren und die Gemüsebrühe zugeben. Alles einmal aufkochen lassen, Hafersahne und Seitanstreifen zugeben und mit Salz und Pfeffer abschmecken. Mit Reis oder einer Scheibe Brot servieren.

VARIANTE

Nach Belieben können Sie auch Streifen von einer roten und gelben Paprikaschote im Seitangulasch mitdünsten.

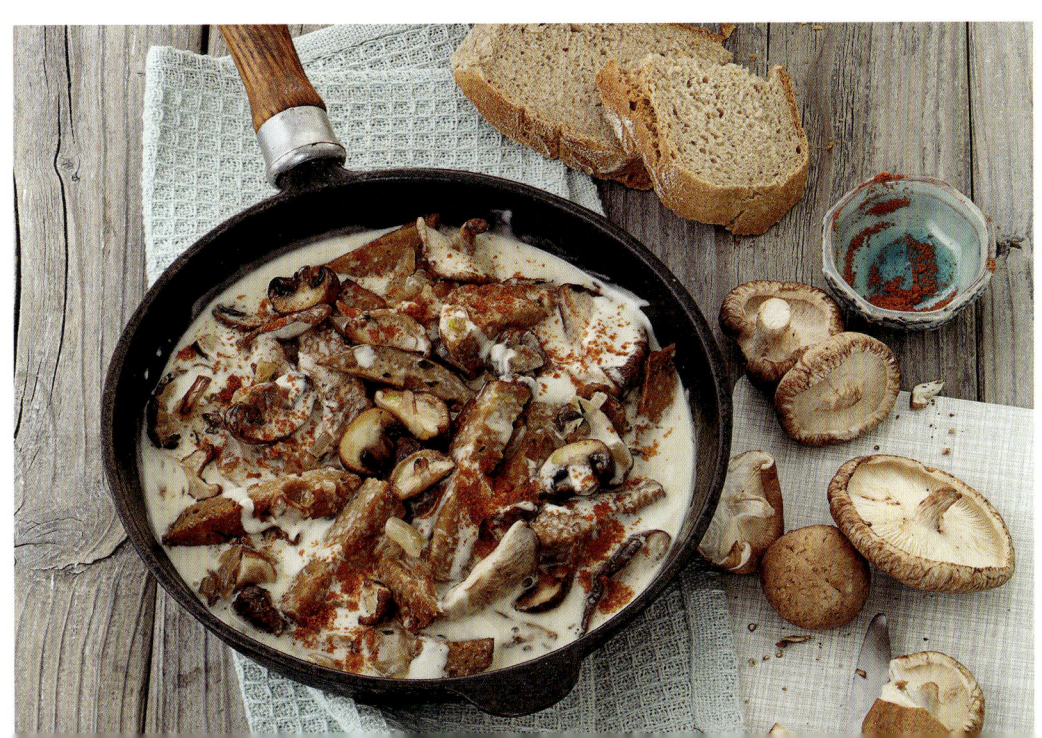

MARINIERTE KRÄUTERSEITLINGE

je ½ TL Pfefferkörner und Wacholderbeeren | 3 Lorbeerblätter | 5 Gewürznelken | Meersalz | 600 g Kräuterseitlinge (oder Steinpilze, Austernpilze, Feldchampignons) | 1 Zweig Rosmarin | 250 ml Olivenöl | Saft von 2 Bio-Zitronen

Für 4 Portionen | ca. 15 Min. Zubereitung

1 In einem Topf 1 l Wasser mit den Gewürzen und Salz zum Kochen bringen.

2 Die Pilze putzen und grob zerteilen und im Würzsud bei mittlerer Hitze ca. 10 Min. garen. Nach Belieben mit Salz abschmecken. Den Rosmarinzweig abspülen und trocken schütteln. In einer Pfanne das Olivenöl erhitzen und darin den Rosmarin erwärmen.

3 Die Pilze durch ein Sieb gießen, mit dem Zitronensaft in das warme Öl geben, einmal aufkochen, auf zwei Tellern anrichten und servieren. Vorratstipp: Lorbeer und Rosmarin aus dem Sud entfernen. Die Pilze in heiße Einmachgläser füllen, den Sud dazugießen und gut verschließen.

TIPP

FEIN FÜR GÄSTE

Ein tolles Rezept für den Vorrat oder für liebe Gäste. Zum Servieren erwärmen Sie die Pilze einfach in der Marinade. Dazu gibt es frische Blattsalate. Etwas rote Williamsbirne oder schwarze Sommertrüffel darüberhobeln. Das perfekte Genusserlebnis!

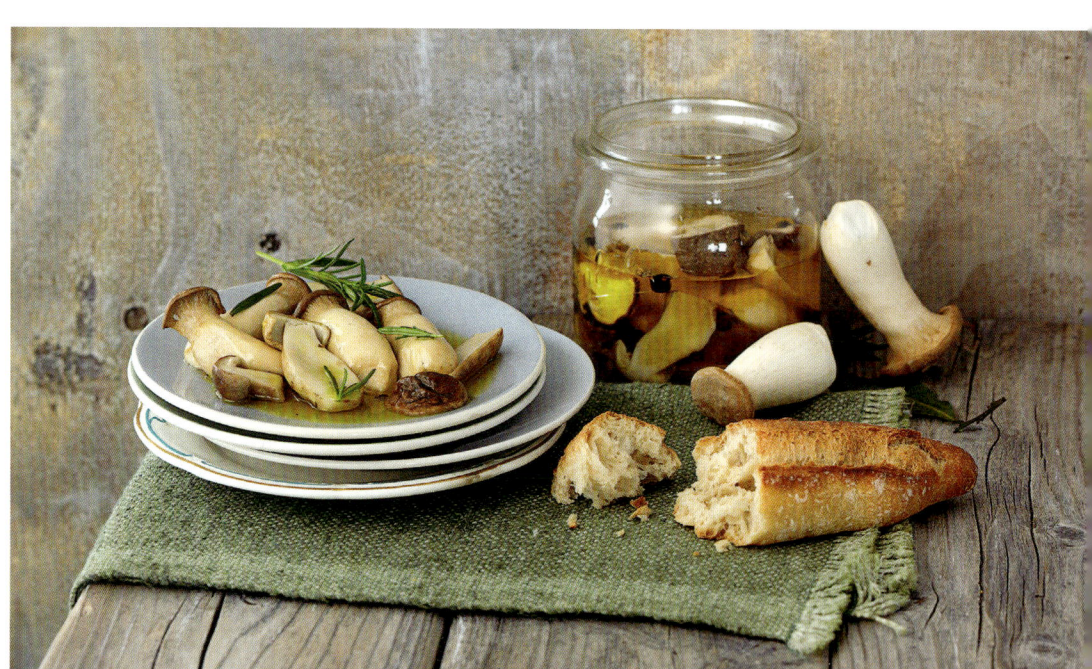

LUPINENSTEAK MIT BAKED POTATOE

2 große Kartoffeln | 2 ½ EL Olivenöl | Salz | schwarzer Pfeffer aus der Mühle | 1 Zweig Rosmarin | ½ Bund Schnittlauch | 3 EL Sojafrischkäse | 1 – 2 cm Ingwer | 1 EL Ketchup | ½ TL Agavendicksaft | 2 Lupinensteaks (à 120 g)

Für 2 Personen | ca. 35 Min. Zubereitung

1 Den Ofen auf 200° (Umluft) vorheizen.

2 Für die baked potatoes die Kartoffeln waschen, mit ½ EL Olivenöl beträufeln und mit Salz bestreuen. Auf ein Backblech legen, in den Ofen schieben und in ca. 35 Min. (mittlere Schiene) backen. Mit einer Gabel einstechen: Wenn die Kartoffeln weich sind, sind sie gar.

3 Den Rosmarin waschen, trocken schütteln, die Nadeln abzupfen, fein hacken und beiseitestellen. Den Schnittlauch waschen, trocken schütteln und in feine Ringe schneiden.

4 Für den Frischkäse-Schnittlauch-Dip in einer kleinen Schüssel den Sojafrischkäse mit etwas Wasser glatt rühren, mit Salz und Pfeffer würzen und die Schnittlauchröllchen untermischen.

5 Den Ingwer schälen und auf der Vierkant- oder Muskatreibe fein reiben. In einen tiefen Teller geben und mit Ketchup, 1 EL Öl und Dicksaft verrühren. Mit Pfeffer würzen und die Lupinensteaks auf beiden Seiten darin marinieren.

6 1 EL Olivenöl in einer Pfanne erhitzen und die Steaks auf jeder Seite bei mittlerer Hitze braun braten. Leicht salzen und auf zwei vorgewärmten Tellern anrichten.

7 Die Kartoffeln aus dem Ofen nehmen, kreuzförmig einschneiden, mit dem Frischkäse-Schnittlauch-Dip füllen und mit Rosmarin bestreuen. Neben den Lupinensteaks anrichten und servieren.

INFO

VEGANER LIEBLING SÜSSLUPINE

Dank ihres besonders hohen Gehalts an Eiweiß mit herausragendem biologischem Wert nehmen die Süßlupinen eine Spitzenstellung unter den pflanzlichen Eiweißquellen ein. Sie sind hier anderen Hülsenfrüchten und insbesondere der Sojabohne deutlich überlegen. So sind Süßlupinen frei von bitteren und blähenden Inhaltsstoffen, wie sie z. B. auch in Sojabohnen vorkommen, schnell und ohne Einweichen zubereitbar, können auch roh verzehrt werden, sind ideal zur Eiweiß-Anreicherung von Müsli, Brot und Getränken, frei von Gentechnik und nicht zuletzt eine wertvolle heimische Feldfrucht, die den Boden verbessert.

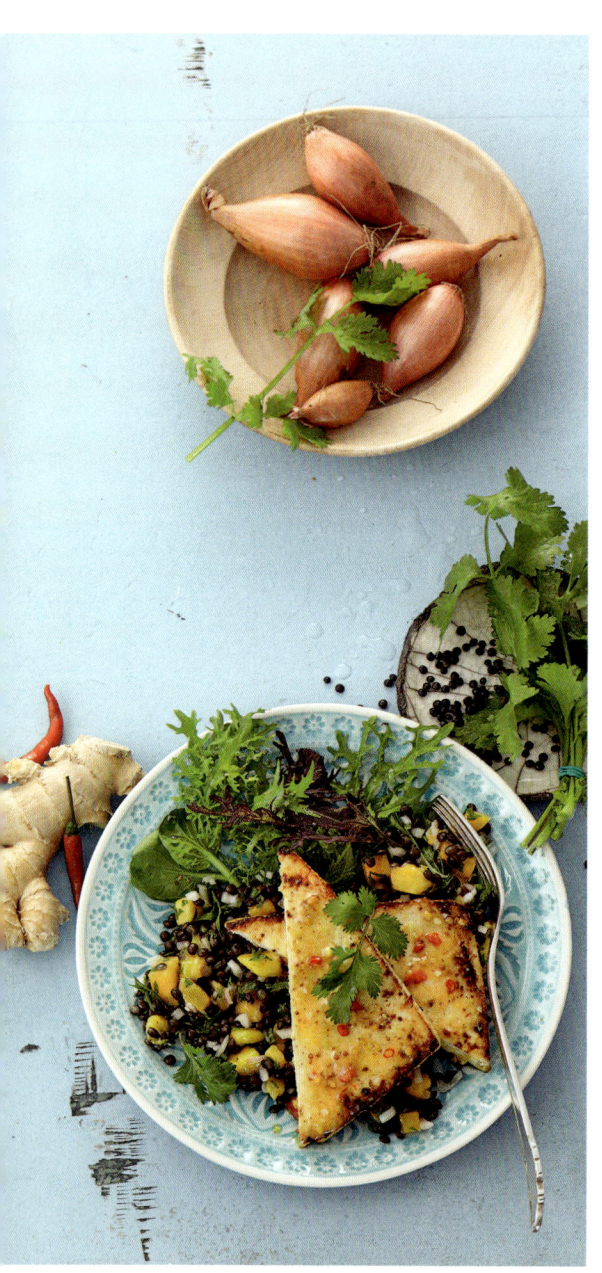

TOFU MIT MANGO–LINSEN–SALAT UND KORIANDER

150 g Belugalinsen, gekocht (Dose) | 20 g Schalotten | 150 g reife Mango | ½ Bund Koriander | ½ Chilischote | ½ Knoblauchzehe | 1 cm frischer Ingwer | 3 EL Olivenöl | ½ EL Agavendicksaft | ½ TL scharfer Senf | Salz | schwarzer Pfeffer aus der Mühle | 2 Scheiben Tofu (à 80 g) | 1 EL weißer Balsamicoessig | Salatblätter zur Dekoration

Für 2 Personen | ca. 35 Min. Zubereitung
3 Std. Marinierzeit

1 Die Schalotten abziehen und fein würfeln. Die Mango schälen, das Fruchtfleisch vom Kern schneiden und klein würfeln. Den Koriander waschen, trocken schütteln, abzupfen und die Blättchen fein hacken.

2 Für die Tofu-Marinade die Chilischote waschen und entkernen. Das Fruchtfleisch in kleine Würfelchen schneiden. Dazu evtl. Einmalhandschuhe verwenden. Den Knoblauch abziehen und ebenfalls fein würfeln. Die Ingwerwurzel schälen und auf der Vierkant- oder Muskatreibe fein reiben. Chili, Knoblauch und Ingwer in ein hohes Gefäß geben und 2 EL Öl, den Agavendicksaft und den Senf unterrühren. Mit Salz und Pfeffer würzen und alles mit dem Pürierstab mixen. Die Würzmischung in einen tiefen Teller geben und die Tofuscheiben darin mindestens 3 Std. marinieren.

3 1 EL Öl in einer Pfanne erhitzen und die Tofuscheiben darin bei mittlerer Hitze auf jeder Seite
knusprig braten und leicht salzen.

4 Die Linsen in eine Schüssel geben und mit
den Schalottenwürfeln mischen. Mit Salz und
Pfeffer aus der Mühle würzen und mit 2 EL Olivenöl und Balsamicoessig marinieren. Dazu
auch die Mangowürfel untermischen. Den Lin-
sen-Mango-Salat ca. 30 Min. ziehen lassen und
den gehackten Koriander unterheben.

5 Die Salatblätter waschen, trocken tupfen und
auf zwei Teller legen. Den Mango-Linsensalat
darauf verteilen und zusammen mit den Tofuscheiben anrichten.

VARIANTE

Statt mit frischer Mango können Sie den
Salat auch mit grünen, gelben und roten
Paprikastückchen zubereiten und ihn zum
Schluss mit Petersilie verfeinern.

LAUCHRISOTTO MIT NÜSSEN

500 ml Gemüsebrühe | 2 Schalotten |
2 Stangen junger Lauch | 40 g vegane Butter |
60 g Walnüsse (geschält) | 2 EL Olivenöl |
150 g Risottoreis | 50 ml Weißwein | 1 EL kalt
gepresstes Olivenöl | Salz

Für 2 Personen | ca. 35 Min. Zubereitung

1 In einem Topf die Brühe bis zum Siedepunkt
erhitzen und die Temperatur halten.

2 Schalotten abziehen, klein schneiden und
die Menge halbieren. Lauch waschen, putzen
und fein hacken. Walnüsse grob hacken. In einem Topf die Butter zerlassen, die eine Hälfte
der Schalotten und den Lauch darin bei mittlerer Hitze glasig dünsten. Walnüsse zugeben,
1 Min. mitbraten und den Topf beiseitestellen.

3 2 EL Öl in einem großen Topf erhitzen, die
andere Hälfte der Schalotten darin anschwitzen
und den Reis einstreuen. Unter Rühren glasig
andünsten. Die Hitze erhöhen, den Wein angießen und unter Rühren einkochen.
Ca. 125 ml heiße Brühe dazugießen und den
Reis unter ständigem Rühren in ca. 20 Min. bissfest garen. Dabei immer wieder Brühe zugießen
und einkochen. Die Lauch-Nuss-Mischung in
den letzten 5 Min. unterheben.

4 Den Risotto vom Herd nehmen und 1 EL kalt
gepresstes Olivenöl unter kräftigem Rühren unter den Reis mischen. Nach Belieben noch etwas
Brühe unterrühren, bis der Reis die gewünschte
Konsistenz hat.

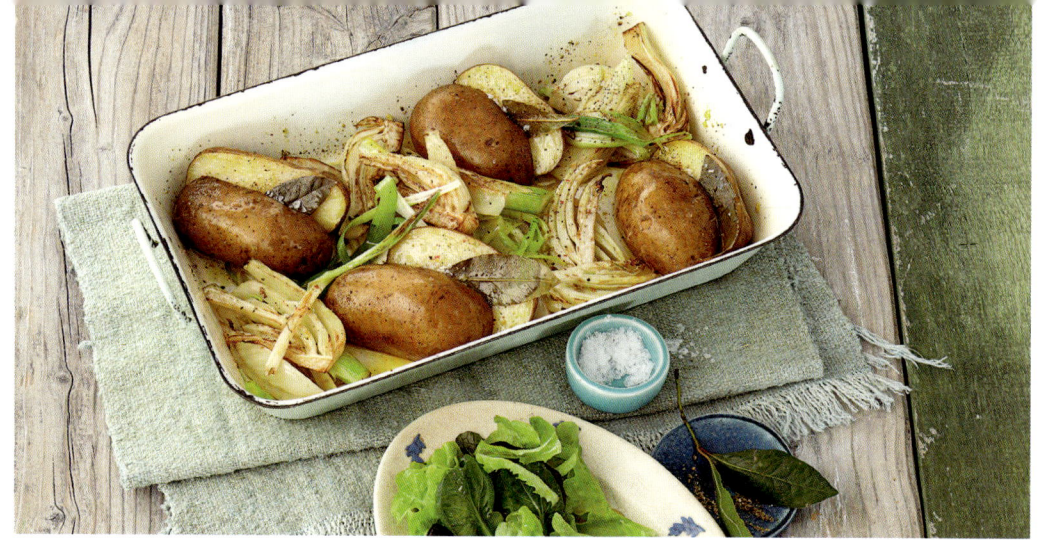

OFENKARTOFFELN MIT FENCHEL UND LORBEER

6 festkochende Kartoffeln | 2 EL Olivenöl |
1 TL grobes Meersalz | schwarzer Pfeffer aus
der Mühle | 6 frische Lorbeerblätter | 1 große
Fenchelknolle | 1 Bund Frühlingszwiebeln

Für 2 Personen | ca. 15 Min. Zubereitung |
ca. 35 Min. Backzeit

1 Die Kartoffeln gut waschen und evtl. mit einer
Gemüsebürste abreiben.

2 Den Ofen auf 200° vorheizen.

3 Eine Auflaufform mit 1 TL Olivenöl einfetten.
Das restliche Öl in einer kleinen Schüssel mit ½
TL Meersalz und etwas Pfeffer verrühren. Die
Kartoffeln ungeschält längs halbieren und mit
den Schnittflächen in die Ölmischung tauchen.
Je 1 Lorbeerblatt darauflegen, die Hälften zu-
sammenfügen und in die Auflaufform geben. Mit
Alufolie abdecken und 15 Min. im Ofen garen.

4 Inzwischen die Fenchelknolle waschen, halbieren, den Strunk entfernen und die Hälften in
je 3 – 4 Stücke schneiden. Die Frühlingszwiebeln
waschen, putzen und am grünen Ansatz abschneiden. Längs halbieren oder vierteln. Fen-
chel und Frühlingszwiebeln zu den Kartoffeln
legen, salzen und pfeffern und mit Olivenöl beträufeln. Mit Alufolie abdecken und ca. 10 Min.
im Ofen braten. Die Folie entfernen und noch
5 Min. bräunen, das Gemüse wenden und weitere 5 Min. bräunen.

5 Die Ofenkartoffeln auf zwei Tellern anrichten
und servieren.

DAS SCHMECKT DAZU

Zu dem Gericht, das ganzjährig Saison hat,
schmecken knackig frische Blattsalate.

ZUCCHINI-SALTIMBOCCA MIT KRÄUTERN

2 Frühlingszwiebeln | ½ Bund gemischte Kräuter (Petersilie, Majoran, Estragon) | 1 Knoblauchzehe | 1 Pck. Räuchertofu | 1 EL Pflanzenöl | 1 mittelgroße Zucchini | 8 frische Salbeiblätter | Salz | schwarzer Pfeffer aus der Mühle | 100 ml Bio-Gemüsebrühe | Holzspießchen

Für 2 Personen | ca. 25 Min. Zubereitung

1 Die Frühlingszwiebeln putzen, schälen und in feine Scheiben schneiden. Die Kräuter waschen, trocken schütteln, abzupfen und die Blättchen fein hacken. Den Knoblauch abziehen und fein hacken. Alles beiseitestellen.

2 Für die Saltimbocca den Räuchertofu in 8 dünne Scheiben schneiden. 1 EL Pflanzenöl in einer Pfanne erhitzen, die Tofuscheiben darin von beiden Seiten bei mittlerer Hitze kross braten, vom Herd ziehen und beiseitestellen.

3 Die Zucchini waschen, die Enden abschneiden und in 1 cm dicke Scheiben schneiden. Die Salbeiblätter kurz abspülen und trocken tupfen. Jede Zucchinischeibe mit 1 Salbeiblatt belegen. Mit Salz und Pfeffer würzen und mit je 1 Scheibe Räuchertofu abdecken. Jeweils mit einem Holzspießchen fixieren.

4 In einer Pfanne 1 EL Pflanzenöl erhitzen und die Frühlingszwiebel- und Knoblauchwürfel darin andünsten. Die Zucchini-Saltimbocca einlegen und auf jeder Seite kurz anbraten. Etwas Gemüsebrühe angießen und die Saltimbocca ca. 7 Min. dünsten.

5 Die Saltimbocca auf zwei Tellern anrichten und mit den frischen Kräutern bestreuen.

INFO

ZUCCHINI – GANZJÄHRIGER GENUSS

Die Kürbisart hat ein nussiges Aroma und ähnelt aufgrund ihrer Neutralität auch einer Gurke – allerdings ist ihr Fleisch viel fester. Je kleiner die Zucchini ist, desto aromatischer ist sie. Zucchini sind ganzjährig erhältlich, lassen sich problemlos im Garten ziehen und sind maximal eine Woche im Kühlschrank haltbar. Zucchini schmecken kalt und warm und sind in der Küche die Vielseiter schlechthin. Ihre wichtigsten Gesundheitsstoffe sind Mineralstoffe und Spurenelemente wie Kalzium, Eisen, Eiweiß, Jod, Kalium, Kupfer, Magnesium, Phosphor und Selen.

MEDITERRANE BOHNENSUPPE MIT TOMATEN

1 große Fleischtomate | 1 kleine Zwiebel |
½ Knoblauchzehe | 1 kleines Stück rote Chili-
schote | je 1 Zweig Bohnenkraut, Rosmarin
und Thymian | 1 EL Olivenöl | 500 ml Gemüse-
brühe | 150 g weiße Bohnen, gekocht (Dose) |
Salz | schwarzer Pfeffer aus der Mühle

Für 2 Personen | ca. 30 Min. Zubereitung

1 Die Tomate waschen und den Stielansatz aus-
schneiden. Mit kochend heißem Wasser übergießen und einem scharfen Messer häuten. Die Tomate halbieren, die Hälften mit einem Teelöffel
entkernen und das Fruchtfleisch klein schneiden.
Die Zwiebel und den Knoblauch abziehen und
fein hacken. Die Chilischote waschen, längs halbieren, entkernen und fein schneiden. Dazu evtl.
Einmalhandschuhe verwenden. Die Kräuterzweige abspülen und trocken schütteln.

2 In einem Topf das Öl erhitzen. Die Zwiebel-,
Knoblauch-, Tomaten- und Chiliwürfel mit den
Kräuterzweigen ca. 3 Min. darin anschwitzen.
Gemüsebrühe angießen und alles ca. 10 Min.
bei schwacher Hitze köcheln lassen.

3 Die Bohnen auf einem Sieb abspülen und
dazugeben. Bei schwacher Hitze ca. 5 Min. köcheln lassen. Die Kräuterzweige entfernen und
die Suppe mit Salz und Pfeffer abschmecken.

4 Die mediterrane Bohnensuppe in zwei Sup-
penntellern anrichten und heiß servieren.

DAZU SCHMECKT

Die Suppe mit frischen Thymianblättchen
bestreuen und mit je einer Scheibe geröste-
tem Ciabatta-Brot servieren.

INFO

GESUNDER VIELSEITER

Bohnen enthalten reichlich B-Vitamine,
unter anderem B_1, B_2 und B_6. Außerdem
sind sie reich an Kalium, Phosphor, Magnesium sowie Eisen in größeren Mengen.
Ebenso bedeutsam sind Saponine, die
entwässernd und verdauungsanregend
wirken. Folsäure, Niacin und Pantothen-
säure kommen ebenfalls in der Bohne vor.
Sie sind am Zellstoffwechsel beteiligt und
sorgen unter anderem für gesunde Haut
und schöne Haare. Die Bohne enthält lös-
liche Fasern, die die Gallenflüssigkeit im
Dünndarm binden. Diese beinhaltet Cholesterin, das nun mit den Fasern ausge-
schieden wird. Dadurch senkt sich der
Cholesterinspiegel. Nicht zuletzt enthalten die Hülsenfrüchte Ligane und Isofla-
vone, die krebsvorbeugend wirken sollen.

GEFÜLLTE ZUCCHINIBLÜTEN MIT BULGUR

ca. 250 ml Bio-Gemüsebrühe | 150 g Bulgur | ½ Bund Kräuter (z. B. Petersilie, Basilikum) | 1 kleine Frühlingszwiebel | 1 kleine Knoblauchzehe | 2 kleine Zucchini | ½ Stange Lauch | 1 EL Olivenöl | Salz | 6 Zucchiniblüten mit kleinen Zucchini

Für 2 Personen | ca. 30 Min. Zubereitung

1 Die Gemüsebrühe in einem Topf zum Kochen bringen, Bulgur einstreuen und zugedeckt bei mittlerer Hitze ca. 20 Min. köcheln lassen; dabei gelegentlich umrühren. Vom Herd ziehen und auf einem Sieb auskühlen lassen.

2 Für die Füllung die Kräuter waschen, trocken schütteln, abzupfen und die Blätter fein hacken. Die Frühlingszwiebel waschen und putzen. Den Knoblauch abziehen und beides fein hacken. 1 EL Öl in einem Topf erhitzen und beides darin bei mittlerer Hitze kurz andünsten. Zucchini und Lauch waschen und putzen, klein würfeln, unterrühren und ca. 5 Min. mitdünsten. Leicht salzen, den Bulgur sowie die Kräuter unterrühren und vom Herd ziehen.

3 Die Zucchiniblüten säubern und mit der Bulgurmischung füllen und ca. 10 Min. in einem Dämpfkochtopf oder einem Topf mit Lochsieb oder Einsatz dämpfen. Alternativ die gefüllten Blüten in eine gefettete Form geben und bei 200° in 20 Min. gratinieren.

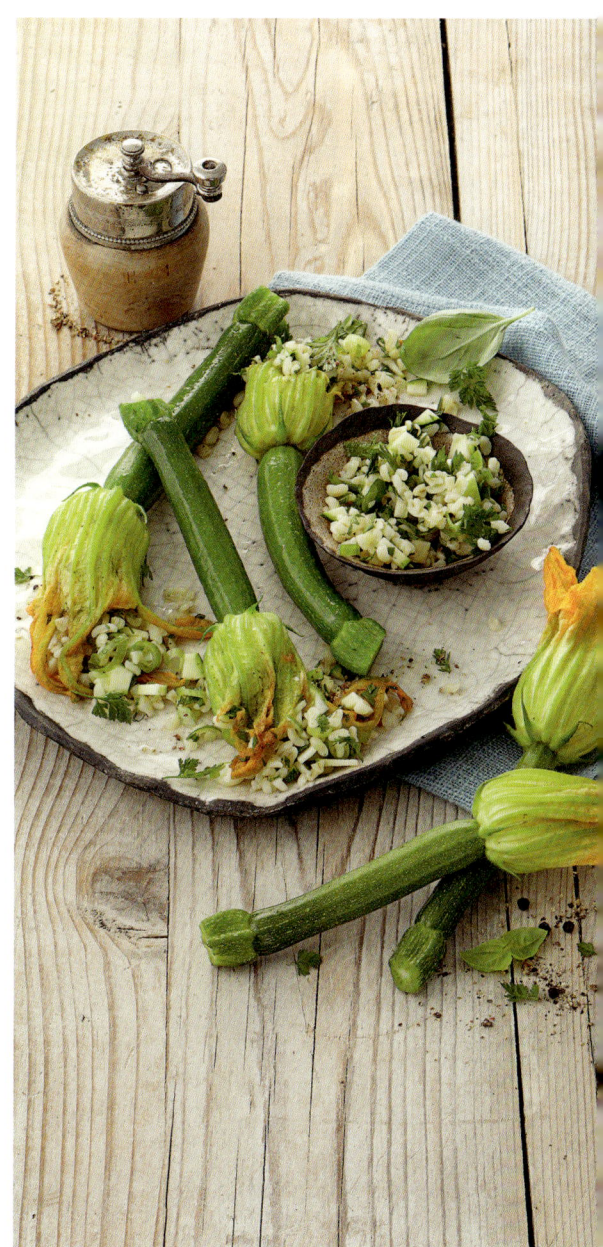

FOCACCIA

½ Würfel Bio-Hefe | 300 ml Mehl | 1½ TL Fleur de Sel (oder grobes Meersalz) | 2 EL Tomatenmark | 100 ml Olivenöl | 1 kleine Knoblauchzehe | Abrieb von ½ Bio-Zitrone | 300 g Tomaten (im Sommer in verschiedenen Farben!) | je 1 Zweig frischer Thymian und Rosmarin

Für 8 Stück (1 Fladen) | 30 Min. Zubereitung | 1 Std. 30 Min. Gehzeit | 25 Min. Backzeit

1 Für den Teig die Hefe zerbröseln und in 175 ml lauwarmem Wasser auflösen. Das Mehl mit ½ TL Meersalz in einer großen Schüssel vermischen. Tomatenmark, Hefewasser und 25 ml Öl unterrühren und mit den Knethaken des Handrührgeräts zu einem glatten Teig verarbeiten. Den Teig zu einer Kugel formen, mit etwas Mehl bestäuben und an einem warmen Ort unter einem Tuch ca. 30 Min. gehen lassen, bis sich sein Volumen verdoppelt hat.

2 Den Teig auf einer bemehlten Arbeitsfläche durchkneten und zu einem ca. 2 cm dicken Fladen ausrollen. Ein Backblech mit Backpapier belegen, den Fladen darauflegen, mit Mehl bestäuben und zugedeckt ca. 1 Std. gehen lassen. Den Ofen auf 180° Umluft vorheizen.

3 Für das Würzöl den Knoblauch abziehen und

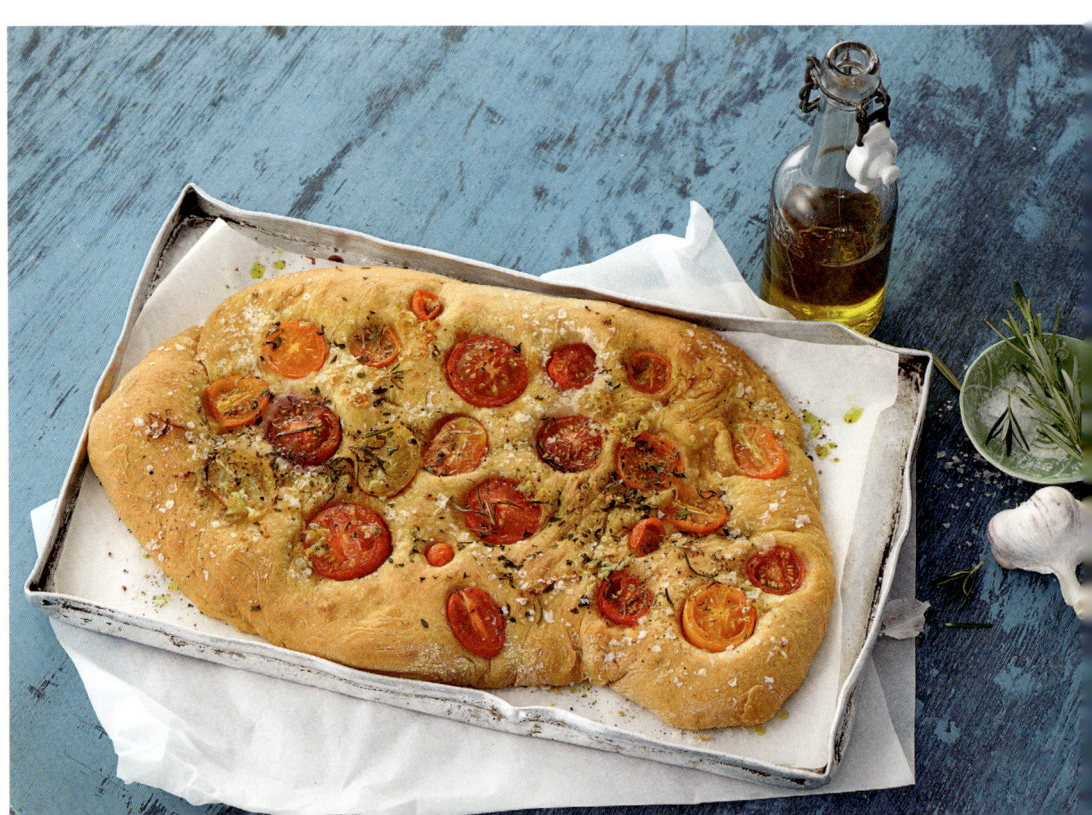

pressen. In eine kleine Schüssel geben und mit 50 ml Olivenöl sowie Zitronenabrieb mischen.

4 Für den Belag die Tomaten waschen und von ihren Stielansätzen befreien. Kleinere Exemplare halbieren, größere in ca. 1 ½ cm dicke Scheiben schneiden. Anschließend kleine Vertiefungen in den Fladenteig drücken. Die Tomaten mit den Schnittflächen nach oben in die Mulden legen und leicht festdrücken. Die Kräuterzweige waschen, trocken schütteln und abzupfen. Thymianblättchen und Rosmarinnadeln fein hacken und darüberstreuen. Das Würzöl darüberträufeln und mit Salz bestreuen. Die Focaccia ca. 20 – 25 Min. (unterste Schiene) backen.

5 Herausnehmen, mit etwas Olivenöl beträufeln, portionsweise in Stücke schneiden und warm servieren.

DAS SCHMECKT DAZU

Bunte Blattsalate sind ein idealer Begleiter. Die Focaccia ist auch toll als Mitnehmmahlzeit in die Schule oder in die Arbeit und schmeckt auch kalt sehr gut!

GETREIDERISOTTO MIT GEMISCHTEN KRÄUTERN

150 g Gerste | 50 g Dinkel | ½ Bund gemischte Kräuter (z. B. Schnittlauch, Petersilie, Basilikum, Minze) | 1 kleine Zwiebel | 1 l Bio-Gemüsebrühe | 2 EL Olivenöl | ½ TL Tamari | Salz | schwarzer Pfeffer aus der Mühle

Für 2 Personen | ca. 30 Min. Zubereitung 3 Std. Einweichzeit

1 Das Getreide auf einem Sieb abspülen, in eine Schüssel geben, mit Wasser bedecken und ca. 3 Std. einweichen. Anschließend auf ein Sieb geben und abtropfen lassen.

2 Die Kräuter abspülen und trocken schütteln. Schnittlauch in Röllchen schneiden. Petersilie, Basilikum und Minze abzupfen und die Blättchen fein schneiden. Die Zwiebel abziehen, fein würfeln und in einem Topf mit 1 Schöpflöffel heißer Gemüsebrühe ca. 3 Min. bei mittlerer Hitze dünsten. Das Getreide nach und nach und unter ständigem Rühren die übrige Brühe hinzufügen. Bei mittlerer Hitze einkochen.

3 Olivenöl, Tamari und die Kräuter unterrühren. Den Risotto mit Salz und Pfeffer würzen, auf zwei Tellern anrichten und servieren.

DAS SCHMECKT DAZU

Zu dem Risotto können Sie einen Tomatensalat oder frische Blattsalate servieren.

GEMÜSE-COUSCOUS
MIT KICHERERBSEN

30 g Vollkorn-Couscous | 200 g reife Tomaten |
100 g Kürbis (z. B. Hokkaido) | 100 g Zucchini |
½ rote Paprikaschote | 1 Möhre | 1 kleine
Zwiebel | 1 Knoblauchzehe | 1 EL Olivenöl |
750 ml Gemüsebrühe | 1 EL Tomatenmark |
1 TL Gewürzmischung (Ingwerpulver, Safran,
Kurkuma) | 2 gehäufte EL Kichererbsen, ge-
kocht (Dose)

Für 2 Personen | ca. 45 Min. Zubereitung

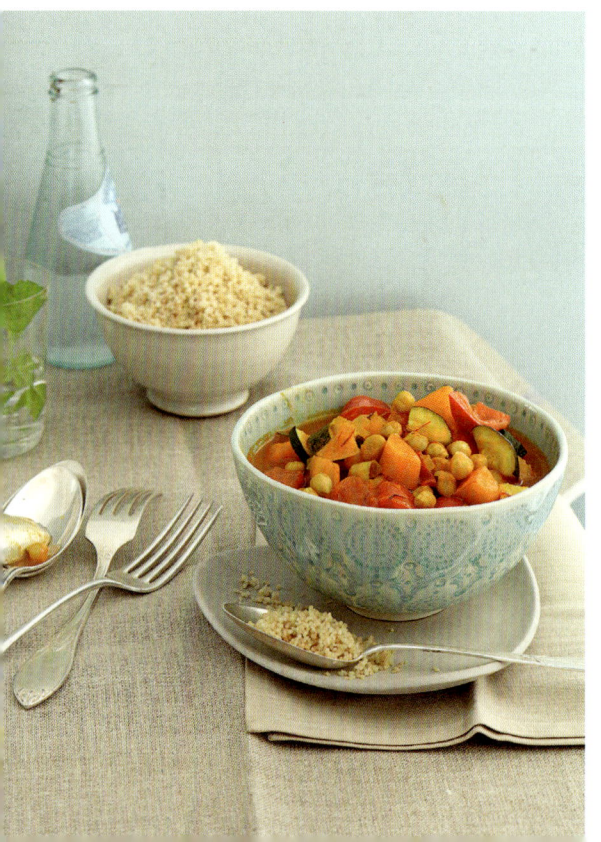

1 Den Couscous in einen Topf geben, mit Wasser bedecken und bei mittlerer Hitze nach Packungsanleitung zubereiten.
2 Die Tomaten waschen, von den Stielansätzen
befreien und das Fruchtfleisch würfeln. Den Kürbis, die Zucchini und die Paprikaschote waschen. Den Kürbis halbieren, entkernen und
klein schneiden. Von dem Zucchino die Enden
abschneiden und dann auch in kleine Stücke
schneiden. Die Paprikaschote halbieren, die
weißen Trennhäute entfernen und entkernen.
Das Fruchtfleisch klein schneiden. Die Möhre
waschen, schälen und klein schneiden.
3 Die Zwiebel und den Knoblauch abziehen
und klein würfeln. In einer tiefen Pfanne
1 EL Olivenöl erhitzen und darin die Zwiebelwürfel und die Hälfte der Knoblauchwürfel bei mittlerer Hitze leicht bräunen. Die Gemüsebrühe,
das Tomatenmark und ½ TL der Gewürzmischung zufügen. Unter Rühren ca. 5 Min. bei
schwacher Hitze köcheln lassen. Nacheinander
Möhren-, Kürbis-, Paprika- und Zucchinistücke
zugeben. Ca. 30 Min. bei schwacher Hitze garen
und die Kichererbsen einstreuen.
4 Den Couscous und das Gemüse in zwei
Schüsseln anrichten und servieren.

TOMATENEINTOPF MIT BASILIKUM-PESTO

1 kleine Zwiebel | 1 Knoblauchzehe |
110 ml Olivenöl | 1 l Gemüsebrühe | 80 g Perl-
graupen | 1 Lorbeerblatt | 400 g Tomaten-
stücke (Dose) | 1 Bund Basilikum | 500 g ge-
mischte kleine Tomaten | 200 g weiße Bohnen
(Dose) | 1 Zweig Rosmarin | Salz | schwarzer
Pfeffer aus der Mühle

Für 4 Portionen | ca. 40 Min. Zubereitung

1 Die Zwiebel und den Knoblauch abziehen
und in feine Würfel schneiden.

2 Für den Eintopf 1 EL Olivenöl in einem Topf
erhitzen. Die Zwiebel- und Knoblauchwürfel darin unter Rühren bei mittlerer Hitze andünsten.
Die Gemüsebrühe zugeben und die Perlgraupen
einstreuen. Umrühren und das Lorbeerblatt einlegen. Alles aufkochen und ca. 15 Min. bei
schwacher Hitze köcheln lassen.

3 Für das Pesto den Basilikum waschen,
trocken schütteln, abzupfen und die Blätter
klein schneiden. In ein hohes Gefäß geben,
100 ml Olivenöl zugießen und etwas salzen. Anschließend mit dem Stabmixer pürieren.

4 Die Tomaten waschen, von den Stielansätzen
befreien und je nach Größe halbieren bzw. vierteln. Die Bohnen auf ein Sieb geben und abspülen. Den Rosmarinzweig waschen und trocken
schütteln. Die frischen Tomaten und die Tomatenstücke aus der Dose in den Eintopf rühren.
Den Rosmarinzweig einlegen und alles 5 Min.

bei schwacher Hitze köcheln lassen. Die Bohnen
zugeben, die Temperatur erhöhen und alles
5 Min. bei mittlerer Hitze kochen.

5 Das Lorbeerblatt und den Rosmarin entfernen. Den Eintopf mit Salz und Pfeffer aus der
Mühle würzen. In zwei tiefen Tellern oder Suppenschüsseln anrichten, mit dem Pesto beträufeln und servieren.

TIPP

FÜR DEN VORRAT

Dieses Rezept ist für vier Portionen
berechnet. Sie können die Suppe
portionsweise einfrieren und wenn
es einmal schnell gehen muss einfach erwärmen. Der Clou: Der Eintopf
schmeckt auch hervorragend als kal-
te Büromahlzeit zum Mitnehmen.

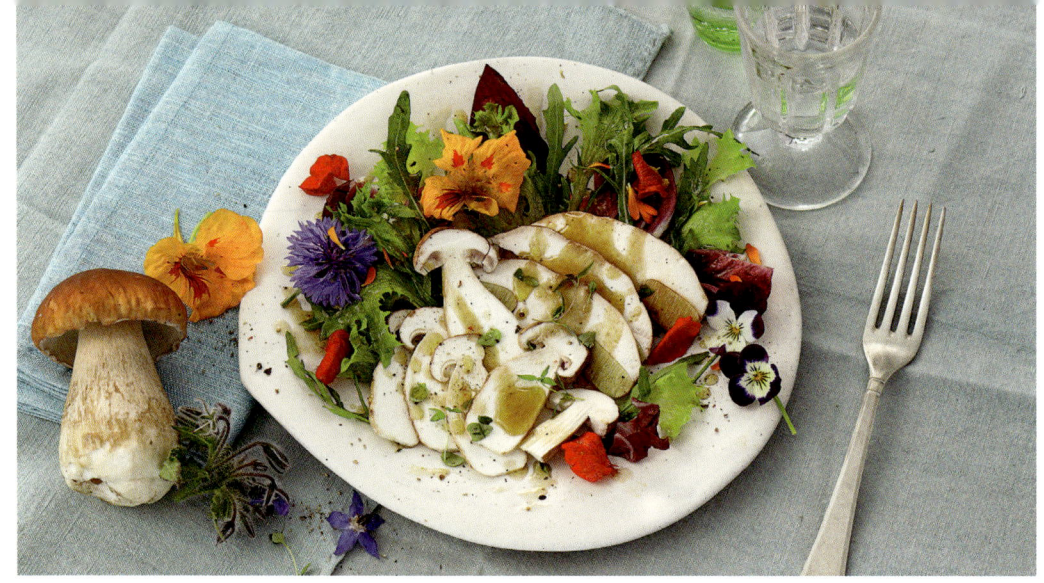

STEINPILZ-CARPACCIO
MIT CHICORÉE UND THYMIAN

4 große Steinpilze | 1 roter Chicorée | 100 g Rucola | 1 kleiner Friséesalat | 1 TL Balsamicoessig (rot) | 1 EL Rotweinessig | 50 ml Olivenöl | Salz | Kapuzinerkresseblüten (oder andere) | ½ Bund Thymian, evtl. mit Blüten

Für 2 Personen | ca. 20 Min. Zubereitung

1 Die Steinpilze putzen und die Kappen mit einem feuchten Tuch abwischen. Anschließend in gleich große, dünne Scheiben schneiden. Eventuell das Futter unter den Kappen entfernen.
2 Für den Salat den Chicorée, Rucola und Friséesalat waschen, putzen, trocken schleudern und in eine Schüssel geben.
3 Für das Rotweindressing in einer Schüssel den Balsamico- mit dem Rotweinessig, das Öl, etwas Salz und 40 ml Wasser gut verrühren. Das Dressing über die Salatblätter träufeln und einige Minuten ziehen lassen.
4 Die Blüten und den Thymian vorsichtig waschen. Den Thymian abzupfen. Die Chicoréeblätter sternförmig auf zwei Teller legen. Jeweils ein Bouquet von Frisée, Rucola und Kapuzinerkresseblüten in der Mitte anrichten. Die Steinpilze auf den Salat geben, mit Dressing beträufeln und Thymianblättern sowie -blüten bestreuen.

DAS SCHMECKT DAZU
Zu diesem feinen Pilzgericht schmeckt geröstetes Knoblauchbaguette oder Ciabatta mit Rosmarin.

KARTOFFELGRÖSTL MIT GRÜNEN BOHNEN

300 g kleine, festkochende Kartoffeln | Salz | schwarzer Pfeffer aus der Mühle | ½ TL Kümmel | 3 Knoblauchzehen (oder 1 Knolle junger Knoblauch) | 1 Bund Frühlingszwiebeln | 300 g grüne Bohnen | 2 EL Olivenöl | 1 Prise Kümmelpulver | 1 Prise getr. Majoran (oder frisches Bohnenkraut)

Für 2 Personen | ca. 25 Min. Zubereitung

1 Die Kartoffeln schälen, in einen Topf geben und mit Wasser bedecken. Etwas Salz und Kümmelsamen einstreuen. Die Kartoffeln zum Kochen bringen und in ca. 20 Min. bei mittlerer Hitze garen. Anschließend auf ein Sieb geben, auskühlen lassen und halbieren.

2 Inzwischen den Knoblauch abziehen und in Scheiben schneiden. Falls Sie jungen Knoblauch verwenden, diesen ungeschält in feine Scheiben schneiden. Die Frühlingszwiebeln gründlich waschen, das Grün in Ringe und die Zwiebeln in Scheiben schneiden. Das Grün beiseitestellen.

3 In einem Topf Salzwasser zum Kochen bringen. Inzwischen die Bohnen waschen und die Enden abknipsen. Anschließend halbieren, in den Topf geben und darin in ca. 10 – 15 Min. bissfest garen. Die grünen Bohnen auf ein Sieb geben und abgießen.

4 In einer Pfanne 2 EL Öl erhitzen und die Kartoffeln darin unter Wenden kross anbraten. Den Knoblauch hinzufügen und kurz mitbraten. Die Frühlingszwiebeln und die Bohnen unterheben. Mit Salz, Pfeffer, Kümmel und Majoran würzen.

5 Das Kartoffelgröstl auf zwei vorgewärmten Tellern anrichten und mit dem Frühlingszwiebelgrün bestreuen.

DAS SCHMECKT DAZU

Zu dem mediterranen Kartoffelgröstl mit grünen Bohnen gemischte Blattsalate servieren.

INFO

MULTITALENTE

Ob gebraten oder gekocht: Kartoffeln gehören zu den vielseitigsten Gemüsearten überhaupt. Die Knollen sind gesund, sättigend und kalorienarm und haben es in sich. Sie sind reich an Ballaststoffen, Vitaminen (C, B_1 und B_2), Mineralien (Magnesium, Kalium, Eisen, Phosphor), Proteinen und haben ganzjährig Saison!

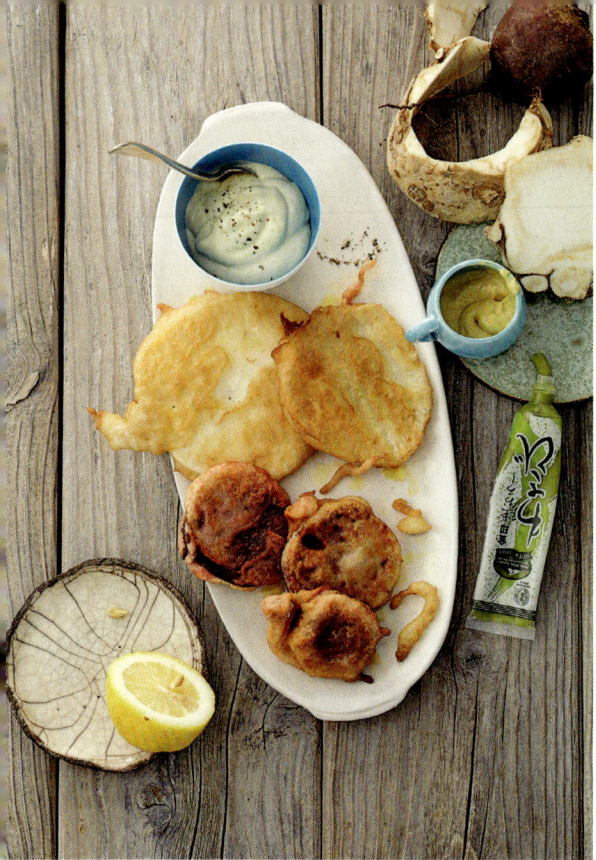

GEMÜSE IM BACKTEIG MIT WASABI-MAYONNAISE

95 ml Haferdrink | ½ TL Apfelessig | je 200 g gekochte Rote Bete und Knollensellerie | Salz | schwarzer Pfeffer aus der Mühle | 85 g Weizenmehl | ¼ TL scharfer Senf | 1 Spritzer Zitronensaft | 30 g Rapsöl | ¼ TL Sesamöl | ½ TL Wasabipaste | je 25 g Maisstärke und Semmelbrösel | ca. 700 ml Öl zum Ausbacken

Für 2 Personen | ca. 30 Min. Zubereitung

1 In einer mittelgroßen Schüssel 75 ml Haferdrink mit dem Apfelessig anrühren und ca. 15 Min. ruhen lassen.

2 Den Knollensellerie waschen, putzen, schälen und in ca. ½ cm dicke Scheiben schneiden. Die Rote Bete ebenfalls in ½ cm dicke Scheiben schneiden. Die Gemüsescheiben mit Salz und Pfeffer würzen. Das Mehl in einen tiefen Teller streuen und die Sellerie- und Rote-Bete-Scheiben darin wenden.

3 Für die Wasabi-Mayonnaise 20 ml Haferdrink in ein hohes Gefäß geben und mit Senf, Zitronensaft und Salz verrühren. Nach und nach das Rapsöl mit einem Pürierstab untermixen. Anschließend das Sesamöl tropfenweise mit dem Stabmixer unterrühren. Zuletzt die Wasabipaste unterziehen und abschmecken.

4 Für den Backteig in einer Schüssel 75 g Mehl mit Maisstärke und Semmelbrösel mischen. Die Haferdrink-Essig-Mischung dazugeben und alles mit dem Schneebesen verquirlen.

5 In einer tiefen Pfanne das Öl erhitzen, bis es siedet. Die Gemüsescheiben durch den Backteig ziehen und im heißen Öl goldbraun backen. Auf Küchenpapier entfetten und heiß mit der Mayonnaise servieren.

VARIANTE

Wer es eilig hat, nimmt einfach fertige vegane Mayonnaise aus dem Bioladen.

KOKOSBLUMENKOHL MIT KARTOFFELN

250 g Blumenkohl | 250 g festkochende Kartoffeln | 1 kleine Zwiebel | 3 EL Pflanzenöl | ca. 1 cm frische Ingwerwurzel | 1 TL Korianderpulver | 1 TL Kurkuma | 1 kleine rote Chilischote | ½ Bund frischer Koriander (oder Petersilie) | Salz | schwarzer Pfeffer aus der Mühle | 100 ml Gemüsebrühe | 150 ml Kokosmilch (Dose)

Für 2 Personen | ca. 30 Min. Zubereitung

1 Den Blumenkohl waschen, halbieren, vom Strunk befreien und in Röschen teilen. Die Kartoffeln waschen, schälen und in Scheiben schneiden. Die Zwiebel abziehen und fein würfeln. Die Ingwerwurzel schälen und auf einer Muskatreibe fein reiben. Die Chilischote waschen, halbieren, entkernen und fein würfeln. Dazu evtl. Einmalhandschuhe verwenden. Den frischen Koriander abspülen, trocken schütteln und abzupfen.

2 Das Öl in einer Pfanne erhitzen und die Kartoffeln und den Blumenkohl darin ca. 10 Min. anbraten. Herausnehmen und beiseitestellen.

3 Die Zwiebelwürfel in die Pfanne geben und unter Rühren bei mittlerer Hitze anbraten. Die Ingwer- und Chiliwürfel unterrühren und mit Korianderpulver, Kurkuma, Salz und Pfeffer würzen. Alles kurz rösten und mit Gemüsebrühe ablöschen. Die Kokosmilch in die Pfanne gießen, unterrühren und den Blumenkohl und die Kartoffeln unterheben. Den Kokosblumenkohl mit den Kartoffeln bei schwacher Hitze ca. 15 Min. köcheln lassen.

4 Das Gemüse mit Salz und Pfeffer abschmecken. In zwei tiefen Tellern anrichten, mit den Korianderblättern bestreuen und servieren.

DAS SCHMECKT DAZU

Zu dem asiatisch inspirierten Gericht passt hervorragend frisches Fladenbrot.

INFO

VITALQUELLE BLUMENKOHL

Er ist in ganz Europa die beliebteste Kohlsorte – sogar bei vielen, die eigentlich keinen Kohl mögen oder ihn nicht so gut vertragen. Außerdem ist er sehr gesund. Er ist reich an Vitamin C. Mit 200 g Blumenkohl decken Sie Ihren Tagesbedarf an dem Powervitamin. Zudem enthält er Vitamin A, Kalium, Folsäure und Phosphor und hat nur sehr wenige Kalorien.

KNUSPERGEMÜSE MIT BASILIKUM

80 g Reismehl | Salz | 200 g Zucchini | 2 Stängel Basilikum | 1 l Erdnussöl | 200 g Aubergine

Für 2 Personen | ca. 30 Min. Zubereitung | 30 Min. Quellzeit

1 Das Reismehl in eine Schüssel streuen und mit etwas Wasser mit einem Schneebesen zu einer glatten Masse verrühren. Mit Salz würzen und im Kühlschrank ca. 30 Min. ruhen lassen.

2 Den Zucchino und die Aubergine waschen und jeweils die Enden abschneiden. Den Zucchin quer und die Aubergine längs in dünne Scheiben schneiden. Das Basilikum abspülen, trocken schütteln und die Blätter abzupfen.

3 Das Öl in einer tiefen Pfanne zum Sieden bringen. Die Gemüsescheiben und Basilikumblätter in den Reisteig tauchen und portionsweise in dem heißen Öl in ca. 7 Min. ausbacken.

4 Das Knuspergemüse mit einem Schaumlöffel aus der Pfanne heben und auf Küchenpapier entfetten. Auf zwei Tellern anrichten, leicht salzen und servieren.

DAS SCHMECKT DAZU

Als leichte Mahlzeit mit Blattsalat servieren. Bei großem Hunger Pellkartoffeln oder Basmati-Reis dazu reichen. Das Knuspergemüse mit Basilikum schmeckt auch köstlich mit Tomatensauce.

INFO

BASILIKUM SELBER ZIEHEN

Gekauftes Basilikum im Topf ist meist zu dicht geplanzt. Die Stängel stehen so eng, dass die nachwachsenden Stängel keinen Platz haben. Doch das Kraut mag's locker und luftig. Deshalb: Basilikum am besten selber ziehen. Dazu gekaufte Topfpflanzen in einen Tontopf umsetzen, am besten mit Pflanzenerde und etwas Quarzsand. Bei buschigen Pflanzen das Basilikum auf mehrere Töpfe verteilen. An einen warmen Platz stellen und regelmäßig gießen, am besten mit lauwarmem Wasser, aber Staunässe unbedingt vermeiden. Die Pflanze am besten nie ganz abernten, es sollten immer zwei Drittel von ihr übrig sein.

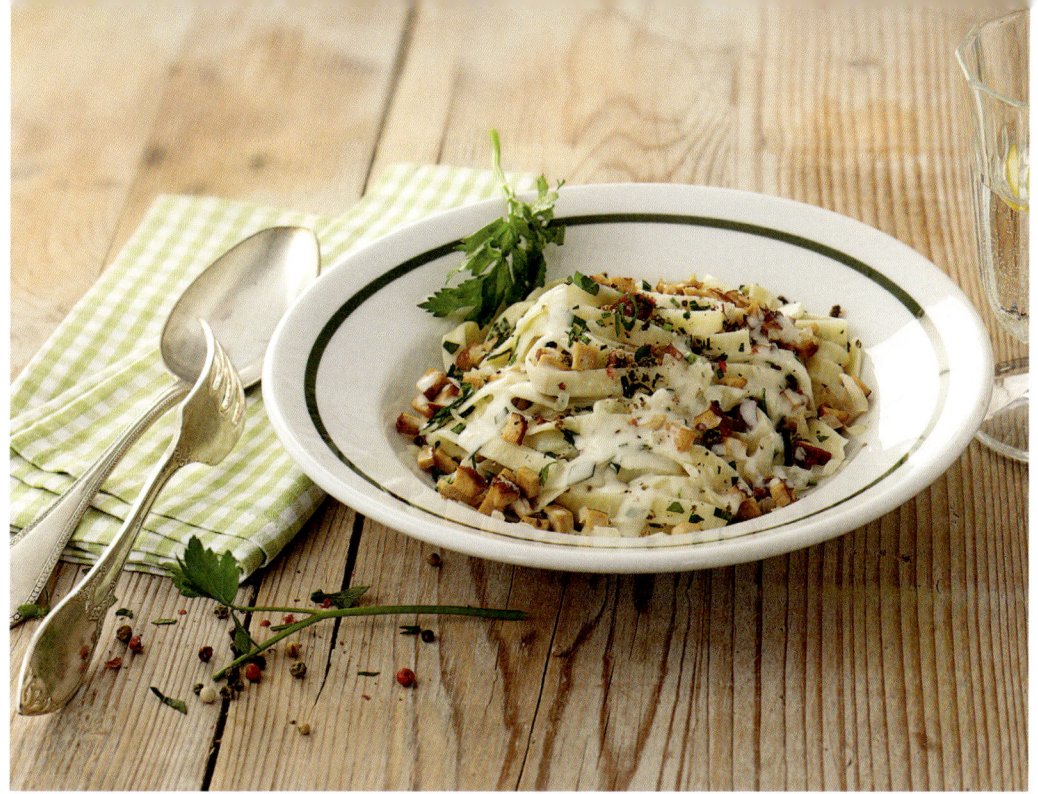

TAGLIATELLE CARBONARA

250 g Tagliatelle | 100 g Räuchertofu | 1 kleine
Zwiebel | 2 EL Olivenöl | 200 ml Haferdrink |
1 EL vegane Butter | 2 Stängel glatte Petersi-
lie | Salz | schwarzer Pfeffer aus der Mühle

Für 2 Personen | ca. 20 Min. Zubereitung

1 In einem Topf mit reichlich Salzwasser die
Tagliatelle nach Packungsanleitung al dente kochen und auf ein Sieb geben.
2 Inzwischen den Tofu in sehr kleine Würfel
schneiden. Die Zwiebel abziehen und fein würfeln. Die Petersilie waschen, trocken schütteln,
abzupfen und die Blättchen fein hacken.

3 Für die Sauce Carbonara in einer Pfanne das
Öl erhitzen und die Tofuwürfel darin unter Rühren und bei mittlerer Hitze in ca. 5 Min. kross anbraten. Die Zwiebelwürfel dazugeben und
mitrösten. Mit Hafersahne ablöschen und die
vegane Butter einrühren. Zum Schluss mit Salz
und Pfeffer würzen.
4 Die Tagliatelle und die Petersilienblätter unter die Sauce heben. Auf zwei Tellern anrichten,
mit Pfeffer aus der Mühle würzen und servieren.

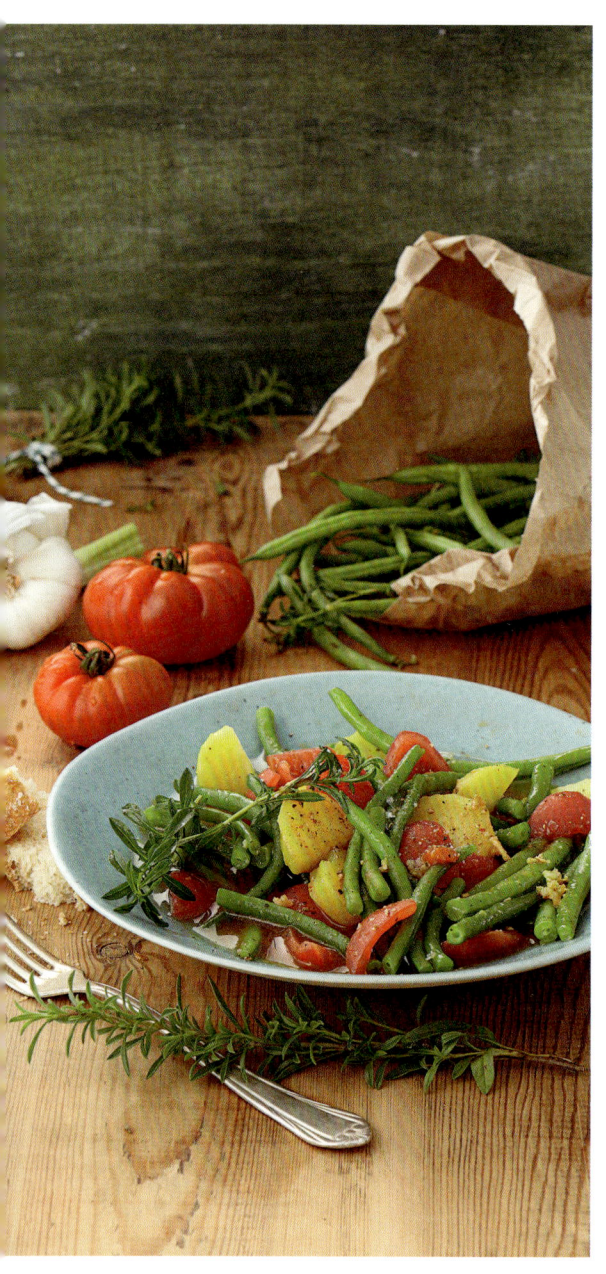

GRÜNE BOHNEN MIT TOMATEN UND KNOBLAUCH

1 große reife Fleischtomate | 300 g frische grüne Bohnen | 100 g Kartoffeln | 1½ EL Olivenöl | 1 Knoblauchzehe | Salz | schwarzer Pfeffer aus der Mühle | 1 Stängel frisches Bohnenkraut

Für 2 Personen | ca. 25 Min. Zubereitung

1 Die Bohnen auf einem Sieb abspülen, die Enden abknipsen und die Bohnen halbieren. Die Kartoffeln in einen Topf geben, mit Wasser bedecken, zum Kochen bringen und 20 Min. garen. Anschließend pellen und klein schneiden.

2 Inzwischen die Tomate waschen, vom Stielansatz befreien, mit heißem Wasser überbrühen, häuten, halbieren, entkernen und das Fruchtfleisch grob würfeln.

3 In einem mittelgroßen Topf das Öl erhitzen. Den Knoblauch abziehen, hineinpressen und leicht anrösten. Tomatenwürfel, Bohnen und Kartoffeln zugeben und mit Wasser bedecken. Mit Salz und Pfeffer würzen. Das Bohnenkraut waschen, trocken schütteln und einlegen und das Gemüse bei mittlerer Hitze aufkochen lassen. Zugedeckt bei schwacher Hitze ca. 15 Min. köcheln lassen, bis die Bohnen bissfest sind. Gegen Ende der Garzeit den Deckel abnehmen und die Flüssigkeit einkochen.

DAS SCHMECKT DAZU

Die Bohnen warm oder kalt mit einem Stück Ciabatta servieren.

VOLLKORNSPAGHETTI ALLA TRAPANESE

300 g Vollkornspaghetti | 100 g Mandeln (ungeschält) | 1 kleine Knoblauchzehe | 1 Bund Basilikum | ca. 4 – 6 EL bestes Olivenöl | 300 g reife Tomaten | Salz | schwarzer Pfeffer aus der Mühle

Für 2 Personen | ca. 25 Min. Zubereitung

1 Die Vollkornspaghetti in einen Topf mit reichlich Salzwasser geben und anschließend nach Packungsanleitung al dente kochen. Auf ein Sieb geben und beiseitestellen.

2 Für die Sauce inzwischen die Mandeln in einer Pfanne ohne Fett leicht erwärmen, bis sie duften. Herausnehmen und in einem Mörser oder Mixer klein hacken; in eine Schüssel streuen. Den Knoblauch abziehen und im Mörser fein reiben. Das Basilikum waschen, trocken schütteln und abzupfen. Einige Blättchen für die Garnitur beiseitelegen. Die übrigen Basilikumblätter fein hacken und mit dem Knoblauch unter die Mandeln mischen. 1 EL Öl unterrühren und mit Salz und Pfeffer würzen.

3 Die Tomaten waschen, von den Stielansätzen befreien, mit kochend heißem Wasser übergießen und häuten. Anschließend klein schneiden und mit den Händen unter die Mandel-Öl-Mischung mengen. Alles gut durchkneten, sodass die Masse stückig wird, und mit Olivenöl geschmeidig rühren.

4 Die Nudeln nach dem Abseihen sofort unter die Sauce heben. Mit Salz und Pfeffer aus der Mühle abschmecken.

5 Die Spaghetti in zwei tiefen Tellern anrichten, mit Basilikumblättchen garnieren und servieren.

INFO

TOLLE NÜSSE

Mandeln haben besonders wertvolle Inhaltsstoffe und sind cholesterinfrei. Wissenschaftliche Studien zeigten, dass der Genuss von drei bis vier Portionen Mandeln pro Woche das Herzinfarktrisiko senken kann. Süße Mandeln sind gesund: Sie enthalten die Vitamine E und B, Mineralstoffe wie Kalzium, Magnesium, Kupfer und Zink, wertvolle pflanzliche Proteine, Ballaststoffe und eine außergewöhnliche Zusammensetzung von sekundären Pflanzenstoffen – besonders in der Mandelhaut. Und: Wer Mandeln isst, hat weniger Lust auf Kohlenhydrate – klassische Dickmacher.

SOMMERFRÜCHTEGELEE

2 Handvoll Sommerfrüchte (Beeren, Kirschen oder anderes saisonales Obst | 1 Bio-Zitrone | 125 ml Bio-Apfelsaft | 1 EL Holunderblüten-sirup | ½ TL Agar-Agar | etwas Agavendicksaft

Für 2 Personen | ca. 10 Min. Zubereitung | 30 Min. Gelierzeit

1   Die Beeren auf einem Sieb abspülen und verlesen. Die Kirschen entkernen. Andere Obstarten waschen, schälen und in kleine Stücke schneiden. Die Früchte auf zwei Dessertschälchen verteilen.

2   Die Zitrone heiß waschen und in Scheiben schneiden. 125 ml Wasser in einen Topf geben. Den Apfelsaft, den Holundersirup und den Agavendicksaft untermischen und die Zitronenscheiben einlegen. Alles bei mittlerer Hitze aufkochen lassen. Agar-Agar gut unterrühren und die heiße Flüssigkeit sofort über die Früchte gießen. Die Schälchen kalt stellen und die Früchte in ca. 30 Min. erstarren lassen.

DAZU SCHMECKT

Das Sommerfrüchte-Gelee mit frischen Lavendelblüten garnieren und mit frisch geschlagener Sojasahne servieren.

HEIDELBEERMOUSSE MIT VANILLE UND KOKOS

1 Vanilleschote | 1 kleine Avocado | 200 g Heidelbeeren | 150 ml Kokosmilch | 60 ml Kokosöl | Kokosblütenzucker oder Honig

Für 2 Personen | ca. 15 Min. Zubereitung | 8 Std. Kühlzeit

1   Die Vanilleschote mit einem scharfen Messer längs halbieren. Das Mark mit dem Messerrücken herauskratzen und beiseitestellen. Die Avocado schälen, entkernen und das Fruchtfleisch klein schneiden. Die Heidelbeeren auf einem Sieb abspulen und verlesen. Ein paar Beeren für die Garnitur beiseitelegen.

2   Die Avocadowürfel und die Beeren in ein hohes Gefäß geben. Die Kokosmilch und das Vanillemark hinzufügen und mit dem Stabmixer cremig pürieren. Nach und nach das Kokosöl zugießen und gut untermixen. Mit Kokosblütenzucker oder Honig süßen.

3   Die Heidelbeermousse mindestens 8 Std. kalt stellen oder 4 Std. in das Gefrierfach geben.

4   Mit einem Esslöffel Nocken ausstechen und auf zwei Tellern anrichten. Mit frischen Heidelbeeren garniert servieren.

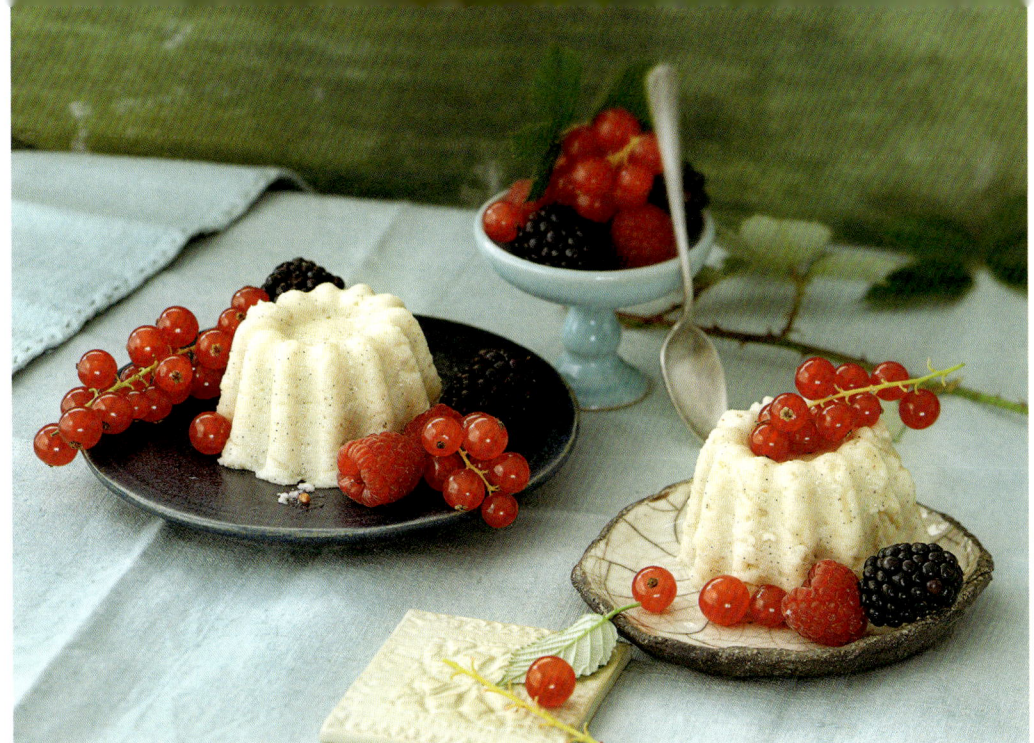

GRIESSFLAMMERIE
MIT BEEREN

300 ml Mandeldrink | ½ EL Vanillepudding-pulver | 1 EL Zucker | 40 g Grieß | 150 g frische Beeren der Saison (auch TK)

Für 2 Personen | ca. 10 Min. Zubereitung | ca. 2 Std. Kühlzeit

1 In einer kleinen Schüssel 2 EL Mandeldrink mit dem Puddingpulver verrühren.

2 Den übrigen Mandeldrink In einen Topf geben und den Zucker untermischen. Zum Kochen bringen und den Grieß langsam und unter Rühren einrieseln lassen. Die Puddingmischung mit dem Schneebesen einrühren. Alles noch einmal aufkochen und vom Herd ziehen.

3 Zwei Förmchen kalt ausspülen und die Grieß-masse darin verteilen. Zugedeckt im Kühl-schrank erstarren lassen.

4 Die Beeren auf einem Sieb waschen und verlesen. Das Flammerie auf zwei gekühlte Teller stürzen, mit Beeren garnieren und servieren.

VARIANTE

Im Winter können Sie das Flammerie mit ka-ramellisierten Orangenfilets servieren.

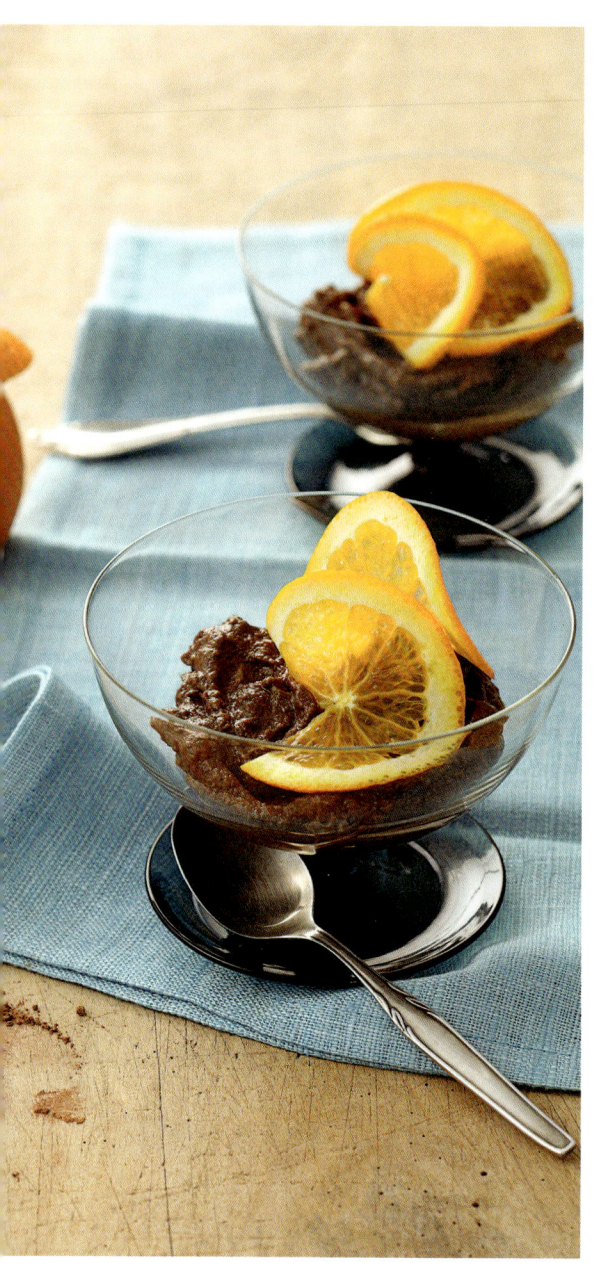

MOUSSE AU CHOCOLAT MIT ORANGE

1 große, reife Avocado | 25 g Kakaopulver (ungesüßt) | 100 ml Ahornsirup | Abrieb von ¼ Bio-Orange

Für 2 Personen | 15 Min. Zubereitung

1 Die Avocado halbieren, entkernen und das Fruchtfleisch auslöffeln. In ein hohes Gefäß geben und das Kakaopulver, den Ahornsirup und den Orangenabrieb untermischen. Ca. 2 – 3 Min. mit dem Stabmixer pürieren.

2 Die Mousse au Chocolat am besten über Nacht kalt stellen (mindestens 12 Std.).

3 Mit einem Esslöffel Nocken abstechen, auf Dessertschälchen verteilen und mit Orangenscheiben garniert servieren.

INFO

UNWIDERSTEHLICH GESUND

Die Inhaltsstoffe von Kakao können sich sehen lassen. Das unwiderstehliche Genussmittel enthält große Mengen an Kalium und Magnesium sowie Vitamin E und auch Ballaststoffe. Die reichlich vorhandenen Farb- und Bitterstoffe gelten als gesundheitsfördernd. Kakaobohnen haben das größte antioxidative Potenzial!

KOKOS-ENERGIEKUGELN

80 g Cashewnüsse | 100 g Datteln | 5 EL Kokosflocken | 1 Prise Salz | ½ TL Vanillepulver (oder Mark von ½ Vanilleschote) | Kokosflocken zum Bestäuben

Für ca. 7 Stück | 20 Min. Zubereitung

1 Die Cashewnüsse in einem Mörser zerkleinern und in ein hohes Gefäß geben. Datteln, Kokosflocken, Salz und Vanillezucker dazugeben und mit dem Stabmixer cremig pürieren.
2 Den Teig auf eine Arbeitsplatte geben und mit angefeuchteten Händen zu einer klebrigen Masse verkneten. Bei Bedarf noch etwas Wasser dazugeben.
3 Kokosflocken in einen tiefen Teller streuen. Aus dem Teig kleine Kugeln formen und diese in den Kokosflocken wälzen.

INFO

ENERGIE SCHENKEN

Die tollen Kugeln sind nicht nur ein wunderbarer Energiespender für zwischendurch und fein zum Tee oder Kaffee. Auch als Mitbringsel für liebe Menschen machen sie sich gut. Im Kühlschrank sind die Energiekugeln ca. 1 Woche haltbar.

MOHNTASCHEN MIT ZIMT

½ Vanilleschote | 200 ml Sojadrink | 35 g Rohrzucker | 30 g Agavendicksaft | 125 g Mohn | 30 g vegane Margarine | 1 Prise Salz | 1 TL Zimtpulver | 20 g Rosinen | 20 g Pinienkerne | 200 g veganer Blätterteig (TK)

Für 20 Stück | 40 Min. Zubereitung
15 Min. Backzeit

1 Die Vanilleschote mit einem scharfen Messer längs halbieren und das Mark mit einem Messerrücken vorsichtig herauskratzen. Den Sojadrink mit Zucker, Dicksaft, Mohn, Margarine, Salz und Vanillemark in einen Topf geben, mit einem Kochlöffel gut verrühren und bei mittlerer Hitze kurz zum Kochen bringen. Vom Herd ziehen und die Würzdrinkmischung unter Rühren etwas abkühlen lassen. Dann das Zimtpulver, die Rosinen und die Pinienkerne unterrühren und die Masse ca. 30 Min. quellen lassen, bis eine homogene Masse entstanden ist.
2 Den Ofen auf 180° vorheizen. Den Blätterteig in 10 x 10 cm große Vierecke schneiden. Jeweils 1 EL von der Mohnmischung in die Mitte eines Teigvierecks setzen. Dann alle vier Ecken darüberklappen und in der Mitte mit den Fingern leicht zusammendrücken.
3 Die Mohntaschen im Ofen (Mitte) in ca. 15 Min. goldbraun backen und warm oder kalt servieren.

Bücher, die weiterhelfen

Publikationen des Autors

Veganes Leben
Peace Food
GRÄFE UND UNZER

Peace Food - das vegane Kochbuch
GRÄFE UND UNZER

Fasten
Das große Buch vom Fasten
Goldmann

**Sinnlich Fasten
(mit D. Neumayr)**
Nymphenburger

Krankheits-Bilder-Deutung
Krankheit als Symbol
C. Bertelsmann

Krankheit als Sprache der Seele
Goldmann

**Krankheit als Weg
(mit Th. Dethlefsen)**
Goldmann

Aggression als Chance
Goldmann

Frauen-Heil-Kunde
Goldmann

Herz(ens)probleme
Goldmann

Rauchen
Goldmann

**Verdauungsprobleme
(mit R. Hößl)**
Droemer Knaur

Seeleninfarkt – Wege aus Burn- und Bore-out
Scorpio

Grundlagen des spirituellen Weltbilds
Die Schicksalsgesetze
Goldmann Arkana

Das Schattenprinzip
Goldmann Arkana

**Die Lebensprinzipien
(mit M. Dahlke)**
Goldmann Arkana

Allgemeine Deutungen
Das Buch der Widerstände
Goldmann Arkana

Der Körper als Spiegel der Seele
Goldmann

**Die Spuren der Seele
(mit R. Fasel)**
GRÄFE UND UNZER

Mythos Erotik
Scorpio

Videobücher
Geistige Gesetze, Krankheitsbilder-Deutung, Integrale Medizin, Vegan Leben, Fasten, Verbundener Atem
www.heilkundeinstitut.at

Weitere Literatur und Filme

Campbell, T. Colin; Campbell, Thomas M.
**China Study –
Die wissenschaftliche Begründung für eine vegane Ernährungsweise**
Verlag Systemische Medizin

Gabel statt Skalpell – Gesünder leben ohne Fleisch
Dokumentationsfilm
www.heilkundeinstitut.at

Rollinger, Maria
Milch besser nicht
Jou

Stone, Gene
**Gabel statt Skalpell –
Gesund durch Ernährung auf pflanzlicher Grundlage**
Scorpio

Adressen, die weiterhelfen

TamanGa – Peace-Food-Seminar-Zentrum und Restaurant
Labitschweg 4
Samerweg (für GPS)
A-8462 Gamlitz

Heilkundeinstitut Dahlke GmbH & Co KG
Oberberg 92
A-8151 Hitzendorf

Albert Schweitzer Stiftung für unsere Mitwelt
Reinhardtst. 3
10117 Berlin
E-Mail: kontakt@albert-schweit-zer-stiftung.de

Vegane Gesellschaft Deutschland e.V.
Hauptstadtbüro
Marienstr. 19/20
10117 Berlin-Mitte
E-Mail: info@vegane-gesell-schaft.org

Vegane Gesellschaft Österreich
Waidhausenstr. 11/1
A-1140 Wien
E-Mail: info@vegan.at

Schweizerische Vereinigung für Vegetarismus (SVV)
Niederfeldstr. 92
CH-8408 Winterthur
www.vegetarismus.ch

Vegane Gesellschaft Schweiz
www.vegan.ch

Vegane Gesellschaft Luxemburg/Vegan Society Luxembourg A. S. B. L.
29, Avenue Monterey
Résidence Royal-Monterey
L-2163 Luxembourg
www.vegansociety.lu
E-Mail: contact@vegansociety.lu

Internet-Links
www.veganguide.de
www.peta.de
www.veganblatt.com

Bezugsadressen

Versand von veganen Produkten:
naturella.at
www.veganversand-lebensweise.at
www.alles-vegetarisch.de
www.vegan-leben.com
Vegane Supermärkte:

www.veganz.de
www.alles-vegetarisch.de
www.lebegesund.de
Bücher, CDs mit geführten Meditationen und Vorträgen sowie Filme von Ruediger Dahlke und auch die empfohlenen Vitamine
www.heilkundeinstitut.at

Sachregister

Rezeptregister

Impressum

© 2014 GRÄFE UND UNZER VER-
LAG GmbH, München
Alle Rechte vorbehalten. Nach-
druck, auch auszugsweise, sowie Verbreitung durch Bild,
Funk, Fernsehen und Internet,
durch fotomechanische Wieder-
gabe, Tonträger und Datenver-
arbeitungssysteme jeder Art nur
mit schriftlicher Genehmigung
des Verlags.

Projektleitung: Anja Schmidt
Lektorat: Anna Cavelius
Coverfoto und Rezeptfotografie:
Ulrike Holsten
Foodstyling: Claudia Seifert
Covergestaltung und Layout:
independent Medien-Design,
Horst Moser, München
Herstellung: Petra Roth
Satz: Christopher Hammond
Repro: Repro Ludwig,
Zell am See
Druck und Bindung: Firmen-
gruppe APPL, aprinta druck,
Wemding

ISBN 978-3-8338-3796-8

1. Auflage 2014

Die GU-Homepage finden Sie
unter www.gu.de

Bildnachweis

A1 pix: S. 6; Corbis: S. 8, 22;
Flora Press: S. 49; Fotolia: S. 14,
50, 51, 52; Fotos mit Ge-
schmack:
S. 56; GlowImages: S. 18, 42;
GLV Press: Autorenfoto; iStock-
foto: S. 5, 47; Jalag/Ulrike
Holsten: S. 51; Jalag/Wolfgang
Schardt: S. 40; Mauritius
Images: S. 37; Plainpicture:
S. 32; Shutterstock: S. 4, 11, 28

www.jalag-syndication.de

Wichtiger Hinweis

Die Informationen und Rat-
schläge in diesem Buch stellen
die Meinung bzw. Erfahrung des
Autors dar. Sie wurden von
Autor und Verlag nach bestem
Wissen erstellt und mit größt-
möglicher Sorgfalt geprüft. Es
liegt jedoch in der Verantwortung des Lesers, ob er die dar-
gestellten Methoden, Tipps und
Maßnahmen anwenden möch-
te. Weder Autor noch Verlag
können für eventuelle Nachteile
oder Schäden, die aus den ge-
gebenen praktischen Hinwei-
sen resultieren, eine Haftung
übernehmen.

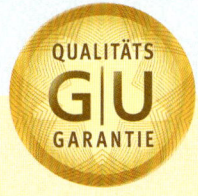

Liebe Leserin, lieber Leser,

haben wir Ihre Erwartungen erfüllt?
Sind Sie mit diesem Buch zufrie-
den? Haben Sie weitere Fragen zu
diesem Thema? Wir freuen uns auf
Ihre Rückmeldung, auf Lob, Kritik
und Anregungen, damit wir für Sie
immer besser werden können.

GRÄFE UND UNZER Verlag
Leserservice
Postfach 86 03 13
81630 München
E-Mail:
leserservice@graefe-und-unzer.de

Telefon: 00800 / 72 37 33 33*
Telefax: 00800 / 50 12 05 44*
Mo–Do: 8.00–18.00 Uhr
Fr: 8.00–16.00 Uhr
(* gebührenfrei in D, A, CH)

Ihr GRÄFE UND UNZER Verlag
Der erste Ratgeberverlag – seit 1722.

Umwelthinweis

Dieses Buch ist auf PEFC-zertifi-
ziertem Papier aus nachhaltiger
Waldwirtschaft gedruckt.

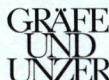

GRÄFE
UND
UNZER

Ein Unternehmen der
GANSKE VERLAGSGRUPPE

www.facebook.com/gu.verlag

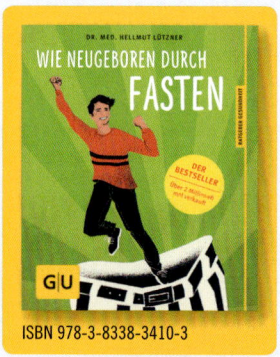
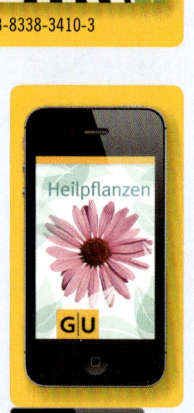
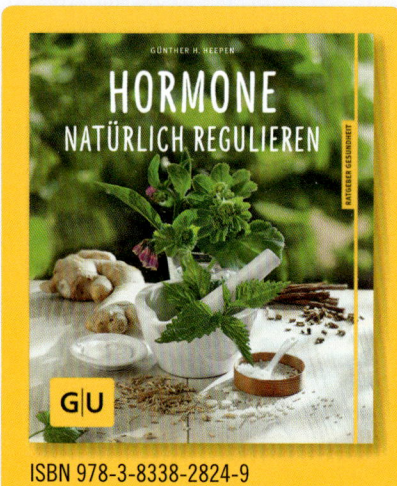
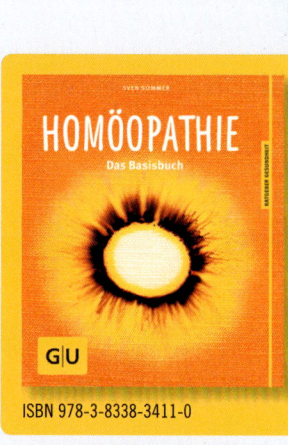
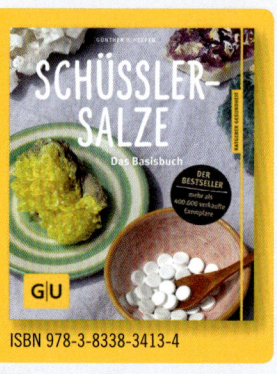
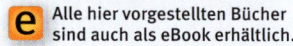
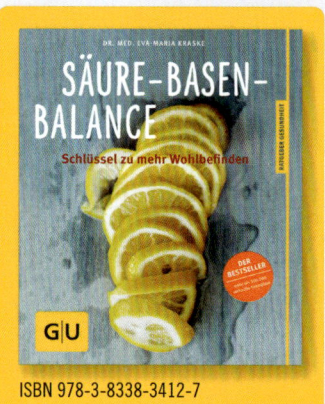
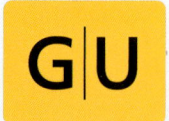